DE LA FRÉQUENCE

DES

ALTÉRATIONS DES ANNEXES DE L'UTÉRUS

DANS LES AFFECTIONS DITES UTÉRINES.

PARIS. — RIGNOUX, IMPRIMEUR DE LA FACULTÉ DE MÉDECINE,
rue Monsieur-le-Prince, 31.

DE LA FRÉQUENCE

DES

ALTÉRATIONS DES ANNEXES DE L'UTÉRUS

DANS

LES AFFECTIONS DITES UTÉRINES,

PAR F. SIREDEY,

Docteur en Médecine de la Faculté de Paris,
Interne en Médecine et en Chirurgie des Hôpitaux de Paris,
Lauréat de l'École secondaire de Dijon (1851),
Médailles de Bronze des hôpitaux de Paris (Externat, 1855; Internat, 1859),
Lauréat de l'École Pratique (2e Prix, Médaille d'Argent, 1859),
Membre de la Société médicale d'Observation,
Membre de la Société Anatomique.

PARIS.

ADRIEN DELAHAYE, LIBRAIRE,
place de l'École-de-Médecine, 23.

1860

DE LA FRÉQUENCE

DES

ALTÉRATIONS DES ANNEXES DE L'UTÉRUS

DANS

LES AFFECTIONS DITES UTÉRINES.

INTRODUCTION.

Quod vidi, scripsi.

De toutes les maladies, il n'en est peut-être pas qui attirent en ce moment d'une manière plus spéciale l'attention des médecins et des chirurgiens, que les affections dites *utérines*. Dans tous nos hôpitaux, en effet, nous voyons plusieurs chefs de service rechercher avec empressement ces maladies et se livrer avec ardeur à leur étude. Faudrait-il en conclure que le diagnostic en soit devenu parfaitement sûr, et qu'un heureux traitement, légitime résultat de travaux si nombreux et de recherches si patientes et si longues, assure enfin la guérison d'un si grand nombre de malades? Malheureusement telle n'est pas notre opinion, et, contrairement à certains médecins, nous pouvons affirmer, avec toute la sincérité d'une conle col de l'utérus était moins volumineux, l'ulcération qui couronnait son orifice était cicatrisée, l'écoulement vaginal moins abondant ou presque nul; les douleurs qui siégeaient dans les reins, dans le bas-ventre, dans les cuisses, avaient disparu ; la malade voulait retourner à ses occupations, et elle sortait *guérie* de l'hôpital. Mais, si alors on se livrait à un examen plus approfondi, on ne tardait pas à rencontrer quelques signes qui devaient faire apporter une grande réserve dans le pronostic. Malgré la grande amélioration, il restait un peu de fixité au col de l'utérus, et sur les parties latérales on trouvait une rénitence encore sensible, qui ne tardait pas à devenir le point de départ de nouveaux accidents aussitôt qu'une étincelle venait réveiller le foyer de l'ancien incendie.

Voilà ce que nous avons pu constater cent fois : telle est maintenant la suite de notre observation : Dans le délai de quelques semaines, de plusieurs mois, ou même de plusieurs années, sous l'influence de la fatigue d'un nouvel accouchement, d'une fausse couche, et même simplement à propos de l'écoulement menstruel ou de toute autre cause d'excitation de l'appareil génital, la même malade revenait solliciter un lit dans notre service. Cette fois la santé générale était sensiblement plus altérée; le visage portait l'empreinte de la souffrance, l'amaigrissement avait augmenté, et des douleurs plus vives, plus persistantes, existaient dans le bas-ventre.

On procédait alors à un nouvel examen : outre les signes de phthisie pulmonaire et de chloro-anémie qu'on rencontrait presque toujours, voici ce que l'on trouvait du côté de l'appareil génital. La vulve était le siége d'une vive démangeaison, elle offrait les traces d'une desquamation épithéliale plus ou moins étendue; le vagin était plus chaud et baigné de mucosités. Le col, d'un volume variable, quelquefois normal, était ulcéré ou non, mais il était douloureux par suite des mouvements qu'on cherchait à lui imprimer ; il était comme immobilisé par des brides qui le fixaient aux parois du bassin et le plus souvent à gauche. Le doigt reconnaissait une rénitence plus ou moins profonde, plus ou moins étendue dans les culs-de-sac du vagin; et quand ce procédé d'exploration ne dévoilait rien, si alors on pratiquait le toucher rectal, on arrivait bientôt à découvrir, sur les côtés de l'utérus, une résistance, un noyau, une tumeur, que l'on pouvait saisir entre le doigt introduit dans le rectum et la main exerçant en même temps la palpation abdominale.

D'après le tableau que nous venons de tracer, on voit que l'utérus, étudié en lui-même, présente des altérations peu considérables; à part quelques exulcérations, qui seront guéries en quelques jours, le col est à peu près normal; la dimension, la position du corps de l'utérus, prises avec l'hystéromètre, n'offrent rien de bien étrange. Pourtant la malade souffre; il lui est impossible de travailler, de marcher, ou même de se tenir debout.

Mais, si nous ne perdons pas de vue tout ce que nous avons trouvé à l'examen de la malade, si nous nous rappelons le col dévié de son axe anormal, sa fixité et son immobilité, lorsque le doigt cherche à le repousser du côté opposé, la douleur extrême que cette manœuvre provoque, la rénitence que l'on rencontre dans les culs-de-sac du vagin, l'empâtement et la tumeur, que le toucher rectal fait presque toujours reconnaître sur les côtés de l'utérus, lorsque, dis-je, on tient compte de tous ces symptômes, il faut bien admettre que la plus grande part de la maladie n'appartient pas à l'utérus, que l'affection existe en quelque sorte en dehors de lui, et a son siége dans les organes qui l'entourent, la trompe, l'ovaire, le péritoine. Aussi, et en raison de la difficulté, pour ne pas dire l'impossibilité où l'on est de rattacher exactement à chacun de ces organes la part qu'il prend à la maladie, nous servirons-nous du mot de *périmétrite*, expression fréquemment employée à l'hôpital Saint-Antoine pour désigner l'état morbide qui nous occupe. Si cette dénomination pèche au point de vue anatomique, elle n'en est pas moins vraie en médecine clinique; car il nous semble bien difficile de rapporter d'une façon précise à l'utérus, à la trompe, à l'ovaire, au péritoine, la part exacte qui leur revient des lésions que l'on rencontre, surtout quand on songe au lien intime qui unit les uns aux autres les divers organes de la génération.

De ce qui précède, il résulte donc que la maladie n'est pas seulement dans l'utérus lui-même, mais bien plutôt dans ses annexes. Et de même qu'au point de vue physiologique, M. Négrier a proposé de changer les termes des organes génitaux, et de considérer l'ovaire et la trompe comme les organes essentiels, et l'utérus comme leur annexe ; de même je crois qu'en pathologie, les affections de l'utérus sont subordonnées à celles de l'ovaire et de la trompe, et de leur enveloppe commune, le péritoine. Ce sont donc les maladies de ces organes qui dominent toute la pathologie utérine ; c'est de leur situation profondément cachée, difficilement accessible, que découle l'incertitude de leur diagnostic, et c'est de leur rapport avec la grande séreuse abdominale, si prompte à s'enflammer, qu'elles tirent leur gravité.

Telle est l'idée qui forme le sujet de cette thèse. Je vais d'abord apporter, à l'appui de cette proposition, les preuves tirées de la physiologie, de l'observation clinique et des recherches cadavériques; j'examinerai ensuite les difficultés qui rendent le diagnostic si incertain, et, sans avoir la prétention de les résoudre toutes, j'indiquerai du moins les moyens d'exploration qui permettent de se rapprocher le plus de la vérité. Enfin, en se basant sur l'étiologie, et surtout sur l'anatomie pathologique, on verra comment les divers moyens de traitement employés sont si souvent insuffisants, et même comment, dans certains cas, ceux qui jouissent de la plus haute réputation ont pu devenir la cause d'accidents graves, et ont même quelquefois déterminé la mort.

Est-ce à dire maintenant que je considère l'utérus comme ne pouvant jamais s'enflammer isolément au milieu de tous les organes qui composent l'appareil génital ? Non ; telle n'est pas ma pensée. Je crois que l'utérus peut s'enflammer isolément, mais j'ajouterai alors que, dans l'immense majorité des cas, l'inflammation ne tardera pas à gagner les parties voisines, et que dès lors la symptomatologie tout entière va être dominée par ces altérations secondaires. L'utérus peut donc être le point de départ du travail pathologique; mais bien plus souvent, je le répète, c'est dans l'inflammation primitive de la trompe, de l'ovaire, du péritoine, qu'il faut chercher l'origine de la périmétrite.

ÉTIOLOGIE.

Si la recherche des causes des maladies est une des plus grandes difficultés de la pathologie en général, il est aisé de comprendre combien doivent être obscures celles des affections d'un système organique, dont les fonctions laissent encore tant d'inconnues à découvrir. Ce n'est pas cependant que les auteurs n'en aient signalé un très-grand nombre, surtout parmi les causes prédisposantes; mais, lorsqu'on vient à les étudier attentivement, lorsqu'on vient à chercher le fil qui doit nous conduire à l'explosion de la maladie, il faut bien convenir que souvent il nous échappe, et que nous devons nous satisfaire d'hypothèses ou de faits plus probables que rigoureusement démontrés. De plus, comme le dit M. Aran : « Dans le domaine étiologique de la pathologie utérine, tout est lent, tout est préparé de longue main par des modifications longues et graduelles, et souvent c'est une circonstance fortuite, presque insignifiante, qui amène la révélation de l'état morbide, au moment que l'on s'y attendait le moins. »

Si les organes de la génération peuvent présenter des altérations morbides à tous les âges, il faudra bien reconnaître, d'après ce qui suit, que c'est de 18 à 30 ans que la périmétrite est la plus fréquente, ou, pour parler plus exactement, nous dirons que cette maladie peut se déclarer dans toute la période de la vie sexuelle de la femme, toutes les fois qu'il y aura une grande excitation ou un violent ébranlement du côté de ces organes.

Si nous interrogeons l'anatomie et la physiologie au point de vue des causes de la périmétrite, nous voyons que l'utérus, formé surtout de tissu fibro-musculaire, et contenant infiniment peu de tissu cellulaire, est par cela même peu disposé aux inflammations phlegmoneuses. Quant à la muqueuse, elle peut s'enflammer comme toutes les muqueuses de l'économie, et enfin servir, comme le croit M. Bernutz, à conduire par voie de propagation une inflammation primitivement développée dans le vagin ou dans la cavité utérine à la trompe et à l'ovaire. C'est ainsi qu'une blennorrhagie vaginale arrive en se propageant du vagin à l'utérus, à la trompe et à l'ovaire, et donne lieu à tous les symptômes de l'ovarite blennorrhagique, de la même manière que, chez l'homme, une uréthrite primitivement localisée dans la fosse naviculaire, en envahissant progressivement l'urèthre jusqu'à la prostate, se transmet par les canaux éjaculateurs, les vésicules séminales et les conduits déférents jusqu'à l'épididyme et au testicule, en même temps qu'il se développe par voisinage une inflammation de la tunique vaginale. Or M. Bernutz, poussant l'analogie plus loin, entre les organes de la génération de l'homme et ceux de la femme, considère chez elle le péritoine du petit bassin, par rapport aux organes de la génération, comme la tunique vaginale du testicule. Ce péritoine s'enflamme partiellement, et telle est la cause fréquente de périmétrites, ainsi qu'il a pu s'en convaincre à Lourcine, et qu'il en a rapporté des exemples.

Le coït ne nous paraît pas sans importance pour la production des maladies utérines. Comme M. Aran, nous pensons toutefois qu'on en a exagéré l'importance; cependant nous croyons que pratiqué dans certaines conditions (au moment des règles par exemple, à une époque trop rapprochée de l'accouchement), surtout lorsqu'il est exercé avec immodération, et lorsqu'il existe une disproportion entre les organes de l'homme et ceux de la femme, nous pensons, dis-je, qu'il peut déterminer quelques accidents, soit par la congestion qu'il détermine dans tout le système de la génération, ou en quelque sorte par le traumatisme qu'il produit. Mais, si son influence comme cause pathogénique est incertaine, il est incontestable que lorsqu'il existe ou a existé déjà quelques troubles du côté des organes, elle est irrécusable. Nous en avons la preuve dans les douleurs si vives qu'éprouvent les malades pendant et après l'acte conjugal, ainsi que dans les symptômes formidables qu'il détermine quelquefois (voir obs. 2).

Il est rare, lorsque la menstruation s'établit pour la première fois, qu'elle puisse déterminer une maladie de l'appareil génital, à moins qu'il n'existe des dispositions organiques qui viennent s'opposer au libre écoulement du sang, et qui étaient passées inaperçues, jusqu'au moment de l'établissement de cette nouvelle fonction, alors que tout l'appareil génital sommeillait. Il n'en est pas de même lorsque la femme a déjà eu des enfants et qu'il a existé ou qu'il existe encore quelque inflammation péri-utérine. En raison de la congestion si active qui se forme alors dans tous les organes du petit bassin, on voit souvent éclater de nouveaux accidents et l'ancienne maladie reparaître avec le même cortége de symptômes. Cette congestion périodique est en effet, on ne peut se le dissimuler, une des complications les plus fâcheuses au point de vue de la curation des affections de l'utérus et de ses annexes. Il est remarquable en effet de voir comment cette fonction, en fluxionnant tous les organes, devient l'occasion fréquente d'exacerbations dans l'état actuel et de récidives pour l'avenir. La plupart des malades qui entrent à l'hôpital y sont déterminées au moment de l'époque menstruelle, car alors les symptômes se sont tellement aggravés qu'elles ne peuvent continuer plus longtemps leurs occupations, ou qu'elles renoncent à se faire soigner chez elles. Interrogées sur les causes probables de ces accidents, presque toutes les rapporteront à un arrêt subit de la menstruation. On ne saurait donc trop surveiller cette importante fonction, soit en diminuant la congestion utérine si elle est trop intense, soit en plaçant le malade dans les meilleures conditions pour faciliter l'écoulement du sang qui est la crise naturelle, soit enfin en veillant à ce qu'une fois établie, rien ne vienne troubler la marche régulière de la menstruation.

Nous arrivons enfin à la grossesse, à l'avortement et à l'accouchement, qui sont de beaucoup les causes les plus certaines des inflammations péri-utérines. D'après les recherches de M. Aran, il résulte que ces maladies reconnaissent ces causes 62 fois pour 100. Dans un quart des cas seulement, cette relation n'était pas directe, les femmes ayant eu des enfants; mais les accidents n'étaient survenus qu'à une époque très-éloignée de l'accouchement. Dans 10 ou 12 cas seulement, les malades n'avaient pas eu d'enfants ou étaient vierges. On conçoit aisément, en effet, comment tout le système des organes génitaux, si profondément modifié pendant la grossesse dans sa vitalité et dans sa circulation, se trouve dans des circonstances favorables au développement de l'inflammation, à la suite du violent traumatisme de l'accouchement, alors que le péritoine, distendu par le développement de la matrice, va reprendre avec elle ses rapports ordinaires et rentrer dans la cavité du petit bassin; que l'utérus, débarrassé du produit de la conception, va revenir sur lui-même; que ses vaisseaux, considérablement dilatés, doivent se dégorger, s'affaisser, et que le tissu musculaire de l'utérus hypertrophié va subir le travail d'évolution rétrograde pour reprendre son état rudimentaire primitif.

On sait au prix de quels soins, de quels ménagements de tels changements peuvent s'opérer sans accident. Mais malheureusement les conditions de repos au lit, d'immobilité absolue, ne sont pas à la disposition des femmes de toutes les classes de la société. Tout le monde en a vu, dès le deuxième ou troisième jour, quelquefois le lendemain, ou le jour même de l'accouchement, se lever et reprendre leurs occupations habituelles. A la Maternité, dans nos hôpitaux, règne un préjugé funeste, c'est qu'une femme en couches peut se lever au neuvième jour. Bienheureux encore quand le repos au lit a été observé pendant ce laps de temps toujours insuffisant.

Aussi on n'a qu'à compter le nombre de femmes qui rapportent à ce moment le début des accidents qu'elles éprouvent.

Les soins à donner aux femmes après l'accouchement sont donc de la plus haute importance, au point de vue de la prophylaxie des maladies utérines. On ne pourra trop le dire et le répéter, c'est à l'accouchement, à lui seul, même lorsque les malades se trouvent dans les meilleures conditions, que les deux tiers des affections utérines doivent leur origine.

Rapprochons enfin de cette grande cause les travaux pénibles qui exigent de grands efforts musculaires, comme l'action de lever un fardeau, la marche, la station verticale, le coït prématuré, et surtout les grossesses multipliées et à de courts intervalles, qui ne permettent ni aux organes de revenir à leur état normal, ni à l'économie de réparer les pertes éprouvées dans la grossesse antérieure, ni de se prémunir contre celles qu'entraînera la grossesse suivante.

Je ne dirai qu'un mot de l'influence de l'allaitement sur le développement des maladies utérines. Les auteurs s'accordent généralement à le considérer comme un bon moyen préventif, en raison de la fluxion dérivative qu'il occasionne du côté des glandes mammaires.

Quant aux trompes ou aux ovaires, il est incontestable que c'est de leur altération méconnue ou négligée le plus souvent que les inflammations péri-utérines tirent leur origine. N'est-on pas frappé de l'activité incessante dont l'ovaire est le siége depuis et même avant la naissance jusqu'à la cessation de la vie sexuelle? Faut-il rappeler les transformations nombreuses qu'il subit pendant la vie intra-utérine et les premières années de la naissance? Vers 8 ou 10 ans le développement de la vésicule est déjà plus complet; elle arrive à son entier développement vers 12 à 15 ans, et enfin le travail de l'ovulation commence. Or chacune de ces modifications que le temps imprime à l'ovaire s'accompagne d'un travail fluxionnaire qui se ralentit pendant la grossesse et pendant l'allaitement, pour reparaître avec la même intensité à chaque époque menstruelle, jusqu'à ce qu'enfin, à l'époque de la menopause, où l'on ne trouve plus alors de vésicules brisées ni sur le point de se déchirer, l'ovaire s'atrophie de jour en jour en raison directe avec l'âge et ne présente plus aucune trace de son état primitif.

Chaque époque menstruelle, venant congestionner l'ovaire pour préparer le travail de l'ovulation, qui doit se terminer par la rupture de son tissu, n'est-elle pas pour ainsi dire, comme M. Tilt la considère, une sorte d'ovarite à forme subaiguë et à répétition mensuelle? Cette période ne s'accompagne-t-elle pas, en effet, de plusieurs des phénomènes principaux de l'inflammation, et ne voit-on pas aisément combien la transition entre l'état physiologique et l'état morbide est facile, lorsqu'on réfléchit aux causes si nombreuses qui peuvent interrompre la marche régulière de ce travail? Que la déchirure de l'ovaire soit accompagnée d'une légère inflammation de l'enveloppe séreuse de l'organe, qu'un peu de sang tombe dans la cavité péritonéale, n'avons-nous pas là le point de départ d'une péritonite qui, d'abord partielle, insignifiante, peut s'étendre rapidement à la trompe de l'utérus, aux organes voisins, et constituer ce que nous appelons la périmétrite? C'est alors que l'utérus, emprisonné dans la gangue inflammatoire qui l'entoure, devient douloureux dans les mouvements qu'on cherche à lui imprimer et est fixé dans une position ou dans une autre, par les brides ou fausses membranes qui s'organisent de toutes parts autour de lui.

Je parlais, il y a un instant, de l'écoulement de quelques gouttelettes de sang dans la cavité péritonéale du petit bassin; maintenant, qu'il survienne une hématocèle péri-utérine, quelle qu'en soit la cause, quelle soit due à une véritable hémorrhagie de l'ovaire (Nélaton, Laugier), à une déchirure de la trompe, à une rupture d'un kyste du pavillon, à la lésion d'un vaisseau (Richet) ou au reflux du sang de la cavité utérine par les trompes (Bernutz), que doit-il arriver? Il surviendra une péritonite variable en étendue, qui, le plus ordinairement, se limitera au petit bassin. Il y aura une prompte résorption des matériaux liquides épanchés, et il restera une périmétrite, qui sera mieux étudiée à la question de l'anatomie pathologique. L'ovaire n'est pas susceptible de s'enflammer seulement d'une manière superficielle; en effet, rien n'est moins rare que des inflammations et des suppurations profondes de son tissu, ainsi que de la cavité de la trompe. En même temps que paraissait le deuxième fascicule du livre de M. Aran, où il parle de la fréquence des altérations anatomiques de l'ovaire dans l'état puerpéral, et qu'il regrette la lacune qui existe relativement à la connaissance de ces altérations et aux symptômes par lesquels se révèlent ces lésions anatomiques, j'étais interne à l'hôpital Lariboisière, dans le service de M. Moissenet, et chargé de la salle des accouchements.

On se rappelle encore la terrible épidémie qui vint sévir sur les femmes en couches au commencement de l'année 1858, époque à laquelle M. Guérard, médecin de l'Hôtel-Dieu, alarmé des effets funestes du fléau, vint porter devant l'Académie de Médecine la question de la fièvre puerpérale. Dans le but d'éclairer ce problème si ténébreux, il faisait appel aux connaissances de tous les membres du savant aéropage. Je ne rappellerai pas toutes les opinions qui furent émises, sur la nature de la maladie et sur son traitement, par les orateurs distingués qui prirent la parole dans cette célèbre discussion; je me bornerai seulement à dire que je fus étrangement surpris quand je vis la dissidence qui régnait sur le siége des lésions. Les uns invoquaient la péritonite générale ou partielle, les autres la phlébite utérine, la lymphangite, ceux-ci l'infection purulente ou putride, d'autres un génie épidémique, une essentialité, etc. etc. Bientôt le champ de l'anatomie pathologique allait s'ouvrir devant moi, et sous la direction de mon excellent maître, j'allais aussi pouvoir étudier les lésions auxquelles succombaient nos malades.

A l'hôpital Lariboisière nous n'avions jusqu'alors observé que cinq ou six cas isolés de métro-péritonite puerpérale, mais nous devions bientôt payer notre tribut à l'épidémie. Ce fut le 21 février que je trouvai pour la première fois, à ma visite du soir, trois femmes atteintes de la terrible maladie ; le surlendemain j'en comptais une douzaine. Ce fut alors qu'à la demande de M. Moissenet, l'administration ferma la salle; mais le fléau étendait ses ravages à la Maternité, à la Clinique, à l'Hôtel-Dieu, dans tous les hôpitaux et même en ville; il fallut bien alors rouvrir notre salle, quatre ou cinq jours après seulement, aux malheureuses qui se présentaient journellement à l'hôpital. Voici maintenant le résumé des faits qui ont passé sous nos yeux.

Du 1er janvier au 1er juillet, époque à laquelle je quittai le service des femmes en couches, nous reçûmes dans nos lits 381 femmes ; sur ce nombre, il y en a eu au moins 72 qui furent malades à la suite de leur accouchement. Tel est, en effet, le nombre de mes observations; mais je dois dire qu'il y en a eu d'autres encore, et si cette omission est regrettable, je puis assurer toutefois que j'ai recueilli l'histoire de toutes celles qui sont mortes et qui ont été le plus malades.

Sur ces 72 malades, 34 sont sorties de l'hôpital guéries ou en voie de guérison; toutes ces femmes ont présenté, à des degrès différents, des symptômes de métro-péritonite bien accusés.

Il nous reste maintenant 38 cas, que je classe de la manière suivante : Dans 7, l'autopsie n'a pas été faite; dans 2 autres, les malades ont succombé a des affections étrangères à l'appareil génital. L'une mourut arrivée au dernier degré de la phthisie pulmonaire; l'autre, après avoir échappé à plusieurs attaques d'éclampsie survenues après la délivrance, succomba à une double pleurésie purulente. Dans deux autres cas enfin, il a été constaté que les trompes et les ovaires étaient sains, ou du moins les lésions, si elles existaient, ont été inappréciables pour nous.

Mais en revanche, dans 22 cas, nous avons trouvé les trompes dilatées, pleines de pus et les ovaires volumineux, ramollis, purulents ; tantôt le pus n'occupait que quelques vacuoles, tantôt il était infiltré. Dans quelques cas plus rares il était collecté en un seul foyer, et semblait le résultat d'une fonte de l'ovaire. Dans cinq cas en effet les altérations n'ont pas été suffisamment décrites, ou bien il existe des lacunes dans mes observations, qui ne me permettent de conclure ni d'une manière ni d'une autre relativement aux annexes.

Il résulte donc clairement de ces faits que l'accouchement est une des causes les plus puissantes des altérations des ovaires. Est-ce à dire cependant que nous croyons que les organes seront toujours atteints dans une aussi forte proportion? Telle n'est pas notre opinion, et, prévoyant l'objection qui ne manquerait pas de nous être faite, nous pensons que l'influence de l'épidémie a joué un grand rôle dans les lésions si communes que nous avons observées à l'hôpital Lariboisière. Nous reconnaissons qu'avec cette cause puissante les altérations ont été et plus fréquentes et plus profondes, et c'est précisément par cette exagération même que notre attention a été attirée vers ce point important, et que nous avons puisé l'opinion que, si l'accouchement est la grande cause des maladies péri-utérines, c'est qu'il agit d'une manière certaine sur les annexes de l'utérus et plus particulièrement sur l'ovaire. N'est-il pas évident en effet que si les 34 malades qui sont sorties guéries de l'hôpital ont eu des symptômes morbides caractérisés par une douleur vive occupant toujours une des fosses iliaques, et plus particulièrement la gauche, une rénitence, quelquefois une véritable tuméfaction profonde à ce niveau, n'est-il pas évident, dis-je, en s'éclairant des faits complétés par l'autopsie, que dans ces cas la douleur si vive qu'éprouvaient les malades, la rénitence que percevait la main appliquée sur la fosse iliaque, avaient leur raison d'être dans une inflammation de l'ovaire ayant donné lieu elle-même à une pelvi-péritonite circonscrite? On peut aussi m'objecter que la tumeur que l'on sent peut avoir son siége dans les ligaments larges. Je ne contesterai pas le fait d'une manière absolue; voici toutefois ce que je dois ajouter.

Dans les autopsies que jai faites, je n'ai jamais observé un seul cas où du pus fût collecté dans les ligaments larges en assez grande quantité pour former une saillie appréciable, alors même que les pièces anatomiques étaient sous les yeux. Je n'ai pourtant jamais manqué d'examiner avec soin les ligaments, et toujours, sans exception aucune, j'ai trouvé les lésions de la phlébite et du pus dans les nombreuses veines qui sont sur le côté de la matrice et dans les plexus ovariens. Quelquefois autour de ces veines, dans le tissu cellulaire, existait un peu d'infiltration séro-purulente ; mais nulle part je n'ai trouvé dans les autopsies dont j'ai la relation en ce moment sous les yeux, nulle part je ne vois qu'il soit question de véritables phlegmons des ligaments larges, alors qu'au contraire les altérations de l'ovaire, des trompes, du péritoine, existent presque toujours.

Chez une seule de mes malades, dont l'observation figure parmi celles qui n'ont point succombé, j'ai observé un phlegmon des ligaments larges ; il occupait le côté droit, faisait saillie dans le vagin et le rectum, où il s'ouvrit une première fois. La malade fut ensuite placée dans le service de M. Tardieu, où je continuai à la suivre, et malgré des sangsues, des vésicatoires plusieurs fois renouvelés, des frictions mercurielles, des grands bains, la tumeur vint faire saillie au niveau de l'arcade de Fallope, et fut ouverte avec le bistouri.

Ce n'est pas seulement l'ovarite puerpérale qui peut être le point de départ de la périmétrite ; l'ovaire peut être le siége de nombreuses altérations, qui peuvent produire le même résultat d'une manière peut-être plus indirecte, mais concourant au même résultat. Sans rien dire des kystes et de toutes les variétés du cancer et d'autres altérations organiques, il en est une très-fréquente ; je veux parler de la tuberculisation.

De toutes les diathèses, il n'en est certainement aucune qui exerce son influence d'une manière plus directe que la diathèse tuberculeuse sur les annexes de l'utérus, soit que cette diathèse se soit déjà manifestée ailleurs sur d'autres organes, soit au contraire qu'elle ait attaqué tout d'abord les trompes et les ovaires, ainsi que nous en avons rapporté une observation (voir obs. 11).

Je signalerai l'influence de la variole sur l'ovaire, ainsi que vient de l'exposer M. Béraud dans un travail récemment publié, mais que l'expérience n'a pas encore sanctionné.

Quant à la chlorose, personne n'ignore sa coïncidence fréquente, je dirai presque habituelle, avec les maladies utérines; mais je n'ose affirmer qu'elle doive être considérée comme cause de la périmétrite. Je ne peux, en effet, m'expliquer comment cet état de langueur pourrait causer une inflammation de l'utérus et de ses annexes. Il me semble devoir être regardé au contraire comme étant le plus souvent la conséquence d'une inflammation péri-utérine, ainsi que tous les symptômes nerveux qui se remarquent si souvent du côté des organes digestifs. Mais ce que j'admets, ce que je reconnais comme une complication fâcheuse, c'est cet état de faiblesse et d'atonie dans lequel se trouvent les malades atteintes de périmétrite, alors que l'organisme épuisé se trouve sans résistance contre l'action des diathèses, dont l'accès rendu plus facile ne tarde pas à se manifester par des symptômes tellement graves, que devant eux les troubles morbides fournis par le système utérin semblent avoir disparu; aussi est-ce là une cause fréquente d'erreur de diagnostic. Ne voit-on pas tous les jours un grand nombre de femmes traitées comme chlorotiques ou comme phthisiques, sans que l'attention du médecin ait été attirée du côté des organes génitaux; et pourtant c'est là le point de départ de la maladie, c'est là le principe de tous les troubles morbides qu'on essaye de combattre.

Enfin, pour terminer, nous dirons encore quelques mots sur l'influence que certaines manœuvres ou modes de traitement exercent sur la marche de la périmétrite; nous signalerons en premier lieu les examens trop fréquemment renouvelés, soit au toucher, soit au spéculum, surtout lorsqu'il survient quelques exacerbations de la maladie. Quels que soient l'habileté du médecin, la prudence et les ménagements qu'il apporte dans ce mode d'exploration, il augmente toujours les souffrances, et la plupart du temps sans résultat avantageux pour la malade. Quant à l'hystéromètre et aux instruments qui ont pour but de ramener l'utérus dévié dans sa direction normale, et aux pessaires qui doivent le maintenir dans les positions qu'on cherche à lui donner et à lui conserver, on ne saurait être trop prudent dans leur emploi; il ne faut jamais avoir recours à ces moyens sans s'être bien assuré à l'avance qu'autour de l'utérus, il ne sommeille aucune inflammation que la présence de ce corps étranger, ou les manœuvres qu'il va nécessiter dans son emploi, pourraient réveiller, et dans quelques cas avec une intensité telle, que les malades peuvent succomber (voir obs. 13).

Est-ce à dire qu'il faille bannir de l'arsenal chirurgical l'hystéromètre, qui a rendu tant de services dans le diagnostic des maladies utérines, et qui est appelé encore à en rendre beaucoup d'autres? Non, telle n'est pas ma pensée, pas plus que je ne crois qu'il faille cesser de pratiquer le cathétérisme de l'urèthre, bien qu'il ait déterminé quelquefois des accidents si terribles, si subits, si rapides, que la mort des malades s'en est suivi; seulement il faut agir avec discernement dans son emploi et toujours avec une extrême prudence.

J'en dirai autant de certaines cicatrisations sur le col de l'utérus et dans sa cavité, opérations que, pour notre compte, nous croyons inutiles et souvent dangereuses. Nous avons vu, en effet, à la suite de cautérisations pratiquées avec le charbon incandescent, ou avec le fer rouge, sur des ulcérations, des fongosités du col, et même des cancers, se déclarer très-rapidement des symptômes de pelvi-péritonite que souvent on a pu conjurer, mais qui, dans quelques cas, ont entraîné la mort. Nous n'ignorons pas combien cette opinion va soulever d'objections contre nous; mais, ayant été témoin de faits de ce genre, quelque grande que soit la réputation de ces moyens, quelque puissante que soit l'autorité des noms qui les préconisent, nous ne pouvons cependant oublier ni taire les accidents que nous avons vu succéder si directement à leur emploi (voir obs. 14).

ANATOMIE PATHOLOGIQUE.

Il est rare que la périmétrite entraîne par elle-même directement la mort; la plupart du temps les malades meurent d'une de ses complications la plus fréquente et la plus grave, c'est-à-dire d'une péritonite suraiguë et généralisée. Dans d'autres circonstances plus favorables à l'étude des lésions de la périmétrite dans la marche chronique quelle prend le plus habituellement, les malades succombent à la suite d'affections étrangères à l'abdomen et aux organes de la génération ; comme d'une pneumonie, d'une pleurésie, d'une fièvre typhoïde, et plus souvent encore des progrès de la tuberculisation pulmonaire.

Nous allons passer en revue les lésions de chaque organe qui entre dans la formation du système utérin ; c'est ainsi que nous examinerons successivement l'utérus, les ligaments larges, les ovaires, les trompes, puis, lorsque nous aurons, en quelque sorte, disséqué les lésions de chacun de ces organes, que nous les aurons étudiées séparément, nous les réunirons ensuite en parlant des altérations du péritoine, et nous reconstituerons la périmétrite.

L'utérus examiné en position a rarement la situation et la direction que lui assignent les auteurs classiques. Nous croyons être dans le vrai en disant que, d'une manière générale, l'antéversion où l'antécourbure est la règle chez les femmes qui n'ont pas eu d'enfants. La rétroversion est beaucoup plus fréquente, et se rencontre surtout chez les multipares. Ne serait-il pas possible d'admettre, en effet, qu'après l'accouchement, l'utérus, volumineux, et cessant d'être maintenu en avant par les ligaments ronds, et les liens qui l'unissent à la vessie, tombe par son propre poids dans la cavité du petit bassin ? Qu'une inflammation, et c'est le cas le plus ordinaire, vienne à se déclarer dans ces conditions ; il se forme des fausses membranes, des adhérences entre la face postérieure de l'utérus et le péritoine qui recouvre le rectum ou le sacrum en avant, et telle est l'origine de ces brides qui maintiennent la matrice dans cette position, le fond incliné en arrière avec un degré variable de flexion ou de courbure sur le col. Quant aux déplacements qui se produisent latéralement, tantôt l'utérus est transporté en totalité, d'un côté ou de l'autre, et plus souvent à gauche. Alors l'*S* illiaque du côlon semble se terminer à la symphyse sacro-illiaque droite, et le rectum prend une direction inverse de celle qu'il a normalement; c'est-à-dire qu'il se porte en bas de droite à gauche, et qu'il se trouve bien plus en rapport avec l'utérus, dans sa moitié postérieure droite qu'avec la moitié postérieure gauche. Dans d'autres circonstances, le corps est incliné d'un côté, le col de l'autre, l'utérus gardant la direction rectiligne; quelquefois il s'infléchit latéralement, et dans ce cas, le corps et le col peuvent être fléchis l'un sur l'autre et regarder du même côté.

La forme de l'utérus dépend surtout de la position que la phlegmasie lui a donnée, et ce serait nous lancer dans des répétitions inutiles que de décrire toutes ces courbures et flexions qu'il peut présenter. Son volume est très-variable, et est subordonné au moment où la périmétrite s'est déclarée et où la mort est survenue. Il présentera en effet de grandes différences, selon qu'on l'étudiera à une époque voisine de l'accouchement, ou plusieurs mois après, lorsque la matrice aura subi son travail d'évolution rétrograde, et aura repris sensiblement ses dimensions normales. De plus il ne faut pas négliger l'influence de la menstruation, car alors tous les vaisseaux étant considérablement dilatés, il en résulte une hypertrophie générale de l'organe. Cette augmentation de volume ne doit donc pas être considérée comme le résultat d'une métrite. D'ailleurs, en jetant un coup d'œil sur les quelques observations que nous rapportons, on se persuadera facilement qu'en dehors de l'état puerpéral, de l'époque de la menstruation, des quelques jours qui la précèdent ou la suivent, c'est-à-dire dans les circontances les plus habituelles, le volume de l'utérus diffère peu de ses dimensions normales.

Quant à l'épaisseur de ses parois, elle augmente surtout aux dépens de la muqueuse qui présente des altérations beaucoup plus fréquentes que le tissu utérin lui-même. Il y a toujours une différence notable entre l'épaisseur de la paroi antérieure et postérieure, variable selon le sens de la courbure et de la flexion : du côté ou l'utérus s'infléchit en effet, la paroi utérine a diminué d'épaisseur à tel point, que des auteurs attribuent cette déviation à l'amincissement des fibres propres de l'utérus, qu'ils regardent comme primitif, tandis que d'autres, avec Virchow, la regardent comme consécutive et dépendant des tractions exercées dans un sens ou dans l'autre par des brides et des adhérences.

La consistance du tissu utérin est rarement altérée. Le plus ordinairement il est ferme, dur, coriace, criant sous le scalpel comme dans l'état normal ; une ou deux fois seulement nous l'avons trouvé ramolli, friable, comme granité, se laissant déchirer sous le doigt. Nous laissons à penser ce qui serait arrivé dans ces cas, si un redresseur quelconque avait été témérairement introduit pour ramener l'utérus dévié dans sa position normale. Ajoutons enfin, pour terminer ce que nous avons à dire sur le tissu utérin lui-même, que le corps nous a toujours présenté une vascularisation plus grande que le col. Nous ne citerons que pour mémoire les corps fibreux et autres altérations organiques qui peuvent se développer dans ce tissu, déterminer dans leur voisinage un travail inflammatoire, et donner lieu ensuite à une périmétrite. Une pareille étude nous entraînerait beaucoup trop loin de notre sujet.

La muqueuse de l'utérus présente de fréquentes altérations dans la périmétrite. Son inflammation coïncide souvent avec celle du vagin, des trompes, et de l'utérus. Les cavités du col et du corps de l'utérus sont généralement dilatées et communiquent librement entre elles; d'autres fois au contraire elles sont nettement séparées par une sorte de sphincter s'opposant à l'introduction de la sonde, et au libre écoulement des liquides, qui alors s'accumulent au-dessus de l'obstacle et augmentent la cavité. La muqueuse est baignée de sécrétions variables : tantôt c'est un liquide aqueux, clair, séreux, qui se rencontre surtout dans la cavité du corps, d'autres fois plus visqueux, plus épais, plus adhérent, formant un véritable bouchon glaireux, comme cela se voit dans la cavité du col. Dans d'autres circonstances, c'est une sérosité trouble, rougeâtre, purulente;

quelquefois une sorte de bouillie tuberculeuse, et pouvant ou non refluer de l'utérus dans les trompes ou de celles-ci dans l'utérus.

La coloration d'un rouge livide, quelquefois ardoisée, est toujours beaucoup plus accusée dans la cavité du corps que dans celle du col. Tantôt la surface est lisse, unie, tantôt hérissée de papilles, de villosités, surtout manifestes quand on plonge l'utérus dans l'eau, et donnant à la muqueuse une couleur d'autant plus rouge et plus foncée, qu'elles sont plus abondantes. L'épaisseur de la muqueuse prend quelquefois des proportions considérables; je l'ai vue atteindre jusqu'à 5 millimètres. Souvent l'épithélium est enlevé dans une certaine étendue; mais nulle part on ne voit cette altération plus fréquente ni plus évidente qu'autour de l'orifice vaginal du col utérin. Généralement cette ulcération, qui prend des colorations variables, est le plus souvent d'un rouge vif, finement granulée, superficielle, et circonscrit l'orifice, dans lequel elle semble s'engager, pour de là envahir les cavités du col et du corps. Je n'ai pas à entrer dans toutes les divisions et dans tous les détails qui ont été tant de fois donnés de ces ulcérations par les auteurs, ni à envisager l'importance plus ou moins grande qu'on leur a attribuée dans les symptômes et la thérapeutique de la pathologie utérine; elles n'ont pas à nos yeux tant d'importance, et nous ne leur ferons pas l'honneur d'une description aussi complète que celles qu'elles sont habituées à recevoir généralement. Nous dirons seulement qu'on les rencontre très-souvent chez les malades atteintes de périmétrite, sans que de leur étendue on puisse rien préjuger de la gravité ni de l'intensité de la maladie principale. Tantôt nous les avons vues exister au moment de l'entrée de la malade, puis disparaître au bout de quelques jours, bien que les autres symptômes fussent sensiblement les mêmes: d'autres fois des malades qui étaient en voie d'amélioration en ont présenté, alors qu'elles en étaient exemptes lors du premier examen. Généralement ces ulcérations guérissent avec une grande facilité, et, quand elles persistent, c'est qu'elles sont entretenues par quelque inflammation plus profonde et persistante des annexes de l'utérus. Ajoutons enfin, d'après les nombreuses autopsies que j'ai faites et ce que j'ai cent fois entendu répéter à M. Aran, que jamais elles ne s'étendent dans l'intérieur du col plus loin que la partie que l'œil peut atteindre en écartant les deux lèvres du museau de tanche avec le spéculum; c'est ainsi que se trouve justifiée l'opinion que nous avons émise sur la valeur pathologique de ces ulcérations. Est-il besoin d'ajouter que nous ne parlons ni des ulcérations syphilitiques, ni cancéreuses, etc.?

Le volume du col présente de nombreuses variétés. Quelquefois il est sensiblement le même qu'à l'état normal. C'est généralement chez les femmes multipares que se rencontre l'hypertrophie générale ou partielle de l'une ou l'autre lèvre, les inégalités, les bosselures qui lui donnent alors un aspect si singulier. Il est tantôt rouge, fortement congestionné, ferme, très-résistant, tantôt moins coloré, plus pâle, d'une consistance plus molle, comme œdémateuse. C'est dans ces circonstances que surviennent des ulcérations fongueuses, donnant lieu à des hémorrhagies continuelles, assez peu abondantes d'ailleurs, mais qui, en raison de leur persistance, ne tardent pas à affaiblir considérablement les malades.

Quant aux désorganisations que peut subir le col sous l'influence du cancer, quelle que soit sa variété, elles coïncident souvent avec une inflammation des annexes de l'utérus; et c'est dans ces cas où la cautérisation, bien qu'elle paraisse réellement indiquée, a pu déterminer des accidents promptement mortels, en réveillant une phlegmasie qui sommeillait et qui n'a pas tardé à envahir le péritoine.

Les ovaires et les trompes sont le siége d'altérations peu étudiées jusqu'à ce jour, non pas qu'elles soient rares, mais parce que l'attention n'est pas suffisamment attirée de ce côté. Souvent, très-souvent même, on trouve des lésions qui passeraient inaperçues si l'attention n'était pas tournée du côté de l'appareil génital. Ces deux organes s'enflamment généralement ensemble, et il est rare de trouver la trompe saine quand l'ovaire correspondant est malade, et réciproquement.

L'inflammation de l'ovaire peut être aiguë ou chronique. Dans le premier cas, l'ovarite est généralement simple et existe ordinairement à gauche; dans le second, elle est double.

Dans la forme aiguë, l'ovaire est généralement plus rouge, plus vascularisé; bientôt il augmente de volume, qui devient quelquefois triple et quadruple. L'organe prend alors une forme arrondie et ne tarde pas à être envahi par la suppuration; celle-ci est formée d'un liquide jaunâtre, épais, crémeux, comme le pus ordinaire, ou bien il est sanguinolent, sanieux. Ici le pus est dû à l'inflammation d'un ou de plusieurs follicules; là au contraire il est le résultat de la fonte générale de l'organe, comme nous avons été à même de l'observer sur une femme récemment morte dans notre service d'une pleurésie tuberculeuse. L'ovaire était du volume d'une orange, remplissait toute la partie latérale droite du bassin et était converti en un véritable kyste purulent. Lorsque l'ovarite présente sa forme habituelle, c'est-à-dire la marche chronique, les lésions ne sont plus les mêmes. Plus rarement on rencontre du pus. Le volume, d'abord exagéré, diminue ensuite; l'ovaire se trouve converti en une sorte de moignon informe, du volume d'une noisette; dans d'autres cas, on n'en voit plus aucune trace, il a sans doute été détruit par la suppuration. Quelquefois il n'existe qu'un rudiment du ligament ovarien, qui se rétracte à mesure que l'inflammation vieillit, de manière à amener bientôt l'ovaire au côté externe de l'utérus. Cet ovaire est surtout remarquable par son aspect bosselé, chagriné, irrégulier, avec des ondulations plus ou moins nettement accusées, présentant des cicatricules en nombre indéterminé, et des taches grisâtres ou d'un noir plus ou moins foncé. Son tissu offre des altérations nombreuses; outre la suppuration qu'on y peut rencontrer, on y trouve encore des kystes renfermant les uns du sang en voie de décomposition, les autres de la sérosité ou un liquide sanieux. Il n'est pas rare d'y trouver des productions d'un blanc grisâtre ou jaunâtre et d'apparence tuberculeuse à différents degrés de ramollissement. Le stroma ne renferme plus que de rares vésicules de de Graaf en voie de formation ; il est converti en une sorte de masse charnue, dans laquelle, au moins à l'œil nu, toute trace de vésicule semble avoir disparu. Un des points les plus curieux de l'anatomie pathologique de l'inflammation de l'ovaire est la position qu'elle fait prendre à l'organe. Au début, en raison de l'hypertrophie qu'elle acquiert, il tombe par son propre poids au fond de la cavité pelvienne, puis des adhérences s'établissent, ainsi que nous allons les étudier dans un instant à propos des lésions du péritoine, et cet organe se trouve ainsi maintenu dans cette position. Je reviendrai sur les conséquences qui résultent de cette nouvelle disposition à propos de la symptomatologie et du diagnostic des affections utérines.

Parlons maintenant des affections des trompes. Généralement augmentées de volume dans la forme aiguë, elles sont bosselées, ondulées et contournées sur elles-mêmes ; les franges du pavillon sont considérablement hypertrophiées et forment une sorte de champignon que son poids tend à entraîner vers le plancher du bassin, à moins que des adhérences ne le tiennent fixé dans une position plus élevée. Dans un cas que j'ai observé cette année à l'hôpital Saint-Antoine, dans le service de M. Boucher de la Ville Jossy, chez une malade qui avait présenté pendant la vie une tumeur volumineuse rétro-utérine, et qui mourut après avoir offert au début les symptômes d'une pelvi-péritonite ; on trouva à l'autopsie les franges du pavillon hypertrophiées, soudées entre elles, formant une tumeur du volume d'un œuf de poule. Tantôt le pavillon est fermé, tantôt il communique librement avec la cavité du péritoine. Les parois des trompes sont généralement épaissies et cette hypertrophie est proportionnelle avec celle que prend l'ovaire. Il est curieux, en effet, de remarquer comment la trompe s'allonge, se dilate, en un mot s'accroît en tous les sens, dans un rapport parfaitement proportionnel avec les développements de l'ovaire dans toutes les altérations qu'il peut présenter.

La muqueuse de la trompe est presque toujours le siége d'une rougeur avec arborisation vasculaire très-accusée. Elle est ordinairement baignée d'un liquide trouble, puriforme, qui peut ou non refluer par la pression de la trompe dans l'utérus ou dans le péritoine. Plus fréquemment que dans l'ovaire, nous avons trouvé de la matière tuberculeuse, à différents degrés de ramollissement. Dans ces cas, le volume des trompes était considérable; elles atteignaient le volume de l'intestin grêle. Nous en rapportons d'ailleurs plusieurs observations (voy. obs. 6, 11 et 12).

Nous arrivons enfin aux lésions du péritoine, qui ne nous paraissent pas moins importantes et qui semblent tenir sous leur dépendance beaucoup des altérations morbides de l'utérus et de ses annexes. Nous ne parlerons pas du péritoine en dehors de la cavité pelvienne, et nous distinguerons les lésions qui se rencontrent selon que la malade succombe à une péritonite aiguë ou chronique. Souvent on trouve sur le même sujet les deux ordres de lésions; mais il est toujours facile de rapporter à l'inflammation aiguë récente celle à laquelle a succombé la malade, la part qui lui revient dans les lésions, et l'on peut ensuite reconstituer l'affection ancienne, telle qu'elle existait avant l'explosion des derniers accidents.

N'ayant rien à dire de spécial sur la péritonite générale, nous arrivons à la seconde variété.

Dans la période aiguë, le péritoine est rouge, rugueux, injecté et vascularisé; il a perdu son aspect lisse, poli, et un liquide purulent trouble, dans lequel nagent des flocons fibrineux blancs jaunâtres, remplit la cavité pelvienne. Les organes qu'elle contient, doublés par le péritoine, sont recouverts d'un dépôt pseudo-membraneux plus ou moins épais et plus ou moins adhérent. Tantôt le foyer inflammatoire n'occupe qu'un côté du bassin, tantôt les deux à la fois, et peut même quelquefois s'étendre plus loin en remontant dans la cavité abdominale. Dans les cas ordinaires, l'inflammation se limite et se circonscrit d'un côté ou de l'autre du bassin par des fausses membranes, dont il n'est guère possible de décrire toutes les variations. L'utérus, infléchi dans un sens ou dans un autre, est maintenu dans cette position par des brides tantôt minces, ténues, filamenteuses, d'autres fois plus épaisses, fermes et résistantes, qui les fixent d'une manière invincible dans cette nouvelle position. Ces fausses membranes subissent en outre une rétraction analogue à celle de la pleurésie, et si l'on voit, dans la forme chronique de cette maladie, les parois pectorales et les côtes se redresser, par la traction qu'elles subissent, vers l'intérieur du thorax, de manière à produire cet aplatissement qui se remarque si souvent du côté affecté, de même on comprendra aisément comment l'utérus, les trompes, les ovaires, se trouvent soudés entre eux, entraînés d'un côté du bassin sans qu'il soit possible de les ramener dans leur position normale. Ces productions de nouvelle formation ont leur siége de prédilection dans le cul-de-sac utéro-rectal; c'est là que, recouvrant les ligaments de Douglas, ou comblant l'intervalle qui les sépare, elles forment de véritables kystes remplis de sérosité trouble, avec ou sans flocons fibrineux. Dans d'autres circonstances, elles renferment du pus, ce qui les fait ressembler à de véritables abcès, et quelquefois enfin une sorte de bouillie tuberculeuse. Les pseudomembranes ne réunissent pas seulement entre eux les organes de la génération; il est curieux, en effet, de signaler les adhérences qui les relient à la vessie, à l'intestin, etc. Une disposition très-fréquente, c'est l'adhérence de l'*S* iliaque avec le bord supérieur de l'utérus et à un niveau assez élevé. On voit alors cette partie de l'intestin plonger dans la cavité du bassin, en décrivant une courbe et des fausses membranes organisées de toutes parts, la maintenir solidement fixée dans cette position, de manière qu'en raison de ces nouveaux rapports un abcès intra-péritonéal, un kyste de la trompe, un ovaire suppuré, peuvent, par un travail ulcératif, s'ouvrir dans l'intestin. C'est en effet un mode de guérison fréquent de ces tumeurs qui occupent si souvent la cavité pelvienne, et que, jusqu'à l'époque où parut le mémoire déjà cité de MM. Bernutz et Goupil, on considérait généralement comme des phlegmons du tissu cellulaire péri-utérin. Maintes et maintes fois nous avons eu l'occasion de vérifier la justesse de leurs conclusions, et nous n'avons jamais, pour notre compte, trouvé un seul cas de phlegmon du tissu cellulaire péri-utérin. Nous croyons donc, avec ces auteurs, que la suppuration du tissu cellulaire est fort rare, et nous pensons que, dans la majorité des cas, ces prétendus phlegmons péri-utérins ne sont que des péritonites enkystées. MM. Bernutz et Goupil ont été assez heureux pour faire l'autopsie d'une femme observée et soignée longtemps par M. Nonat, comme atteinte de cette maladie, et qui semblait réunir tous les symptômes favorables à ce diagnostic (voy. obs. 1).

M. Gallard, dans sa thèse, n'a pu également citer un seul cas de phlegmon péri-utérin; il ne faut pas cependant nier d'une manière absolue que du pus ne puisse exister, même en assez grande quantité, en avant ou en arrière de l'utérus, car voici ce qu'on lit dans les *Bulletins de la Société anatomique* (2ᵉ série, t. III, p. 231 ; année 1858). « Un abcès, dit mon collègue Edmond Simon, du volume d'une petite orange, aplati d'avant en arrière, était situé en avant de l'utérus et compris dans les limites suivantes : en avant, le bas-fond de la vessie, du point où le péritoine se réfléchit de la vessie sur l'utérus, jusqu'à 1 centimètre au devant des ouvertures des uretères sur la surface interne de la vessie ; en arrière, toute la hauteur du col et le quart inférieur du corps de l'utérus. Les trois quarts supérieurs de l'utérus, tapissés par le péritoine, dépassent le bord supérieur de la tumeur de $0^{m},04^{c.}$; celle-ci est formée par le péritoine, qui se réfléchit de la vessie sur l'utérus un peu audessous du niveau où il se porte de la vessie sur les ligaments ronds. En bas la partie la plus reculée de la partie supérieure du vagin vient limiter l'abcès dans une étendue de 2 centimètres d'avant en arrière et de 3 centimètres et demi transversalement; sur les parties latérales, l'abcès se perd dans l'épaisseur des ligaments larges; à droite à peu près à 1 centimètre $^{1}/_{2}$ du bord correspondant de l'utérus, à gauche au contraire à plus de 2 centimètres et demi de l'utérus: aussi ce ligament est-il plus épais et plus ferme du côté droit. » La pièce a d'ailleurs été soumise à un examen profond de la part de plusieurs des membres présents, et tous ont reconnu que cet abcès était bien sous-péritonéal.

Malheureusement cette femme succombait à la suite d'une variole, après avoir présenté la plupart des symptômes de l'infection purulente. Ne serait-il pas possible d'admettre encore avec M. Bernutz que cet abcès n'était autre chose qu'un abcès métastatique?

Enfin, pour terminer, disons un mot des lésions qui peuvent exister simultanément avec la périmétrite, dans les organes voisins: l'*S* iliaque, le rectum, les uretères, et la vessie. Le plus ordinairement, à la suite des perforations de l'intestin, par lesquelles se vident les foyers purulents, on voit la muqueuse rectale rouge, épaissie, plus vascularisée, et présenter quelquefois de véritables ulcérations qui se développent sous l'influence de l'action irritante du liquide qui s'échappe de la cavité pelvienne. Assez souvent il existe, par suite des brides et des adhérences, et de la courbure brusque que décrit l'anse intestinale dans le bassin, un rétrécissement qui constitue un obstacle au cours libre des matières; celles-ci s'accumulent alors dans la portion supérieure de l'*S* iliaque, et les malades sont vouées à une constipation des plus opiniâtres. Une autre conséquence résulte de cette disposition, c'est que les lavements, dans certains cas, ne peuvent franchir l'obstacle, et sont immédiatement rejetés au dehors sans que la malade en retire de soulagement. Souvent j'ai constaté cette disposition, et il m'a fallu, pour administrer un lavement, introduire une sonde uréthrale du plus gros calibre, au delà du rétrécissement. Cette manœuvre, en général très-facile, ne manque pas, en certains cas, de présenter de grands dangers: chez une malade morte d'une périmétrite ancienne, et chez laquelle un abcès du bassin s'était ouvert par ulcération dans l'intestin, au niveau de la symphyse sacro-iliaque droite, il existait en ce point un coude à angle aigu si prononcé, et une altération telle de la paroi supérieure de l'intestin, maintenu d'ailleurs par des adhérences, qu'il eût été impossible de passer outre sans pénétrer dans le péritoine. Il suffit, je pense, de signaler cette disposition, sans m'étendre sur les conséquences qui pourraient en résulter.

Quant à la vessie, non-seulement ses rapports peuvent être changés, mais elle peut encore devenir le siége d'une inflammation qui se traduit par l'épaisseur de ses parois, la rougeur et la vascularisation de sa membrane interne, dans la forme aiguë : une coloration grisâtre, noirâtre, avec épaississement plus considérable de la muqueuse, existe dans la forme chronique. On a vu aussi des abcès circonvoisins choisir cette voie pour se vider au dehors, et alors des ulcérations plus ou moins nombreuses, plus ou moins étendues, mettaient en communication le cloaque purulent avec la vessie (voyez observ. P....., n° 8). Un fait moins connu, et peut-être plus curieux encore, est l'altération que subissent les uretères, et consécutivement les reins. L'uretère dans la cavité pelvienne peut être étranglé par les fausses membranes, ou bien comprimé et comme étouffé dans un foyer inflammatoire, avant d'arriver à la vessie. Alors l'urine ne peut plus s'écouler, s'accumule au-dessus de l'obstacle, distend l'uretère qui acquiert les dimensions de l'intestin grêle, et plus tard survient une complète destruction du tissu rénal, une hydro-néphrose toute mécanique (voyez observ. P....., n° 8), et dans quelques cas des accidents convulsifs dus à l'urémie.

Telles sont les lésions si nombreuses et si variables que présentent les malades atteintes de périmétrite; leur description nous semblait utile avant de pénétrer plus loin dans l'étude de cette maladie.

SYMPTÔMES.

Comme toutes les maladies inflammatoires, la périmétrite revêt deux formes; elle est aiguë ou chronique. Seulement elle présente cette particularité, qu'une fois la périmétrite chronique constituée, elle affecte souvent, dans l'intensité des symptômes, des redoublements qui la font revenir momentanément à l'état aigu.

Il arrive le plus ordinairement qu'il se développe au début un frisson comme dans toutes les affections aiguës. Ce frisson a une intensité variable, dure de dix minutes à une demi-heure, rarement plus, et est accompagné ou précédé le plus souvent d'une douleur plus ou moins vive à la région inférieure de l'abdomen. Cette douleur est le symptôme prédominant; elle a son siége le plus ordinaire à gauche, au niveau de la fosse iliaque. Elle présente de nombreux caractères à étudier, tant au point de vue de son intensité que de son siége et de ses irradiations; elle est spontanée, vive, lancinante et profonde, s'exagère dans les mouvements et à la pression. La malade se place de préférence dans le décubitus dorsal, les jambes à demi fléchies sur les cuisses, et celles-ci sur le ventre.

Elle n'ose, dans les cas les plus intenses, étendre le membre qui correspond au côté affecté, dans la crainte de réveiller les souffrances. Si elle essaye de se tenir debout, on la voit présenter le tronc incliné en avant, infléchi sur les cuisses; elle ne peut marcher qu'avec une extrême difficulté; elle étudie, en quelque sorte, les mouvements de ses jambes, surtout de celle qui correspond au côté malade, et elle redoute de s'avancer sur un terrain inégal, irrégulier; de monter ou de descendre des escaliers, car chaque fois que le pied portera à faux, une douleur accablante va lui retentir dans le bas-ventre. La malade sera donc obligée de garder le lit, et là encore, cette douleur ne l'abandonnera pas. Tantôt s'exaspérant à chaque mouvement, sous l'influence de la toux, du moindre changement de position; d'autres fois plus sourde, continue, elle s'accompagne tantôt d'une sensation de défaillance, de déchirement intérieur, ou d'une sorte de brûlure profonde, ayant ordinairement son siége au-dessus du ligament de Fallope, du côté gauche. De là, comme d'un centre, elle s'irradie dans diverses directions; tantôt elle se porte à l'épigastre, d'autres fois à la région lombaire, et plus souvent encore dans le membre inférieur. Elle semble bien moins suivre la direction du nerf sciatique ou du nerf crural, à moins de rares exceptions, que celle des branches cutanées des premières paires du plexus lombaire, et en particulier de la fémoro-cutanée. Il nous serait difficile d'en donner la raison; pourtant nous pouvons affirmer que c'est là un fait presque général.

A un degré d'acuité moins grande, la douleur change de caractère; elle consiste en une sorte de pesanteur dans le bas-ventre, de tiraillements dans les lombes, qui augmentent surtout dans la station verticale et dans la marche. Il peut même arriver, dans des cas plus légers, que cette douleur spontanée n'existe pas; mais la pression et la palpation abdominale ne manqueront jamais de la découvrir.

Dans les cas les plus intenses, la sensibilité est quelquefois si vive, que le moindre attouchement ou le poids des couvertures ne peut seulement être supporté. Elle a son maximum d'intensité au niveau de l'une ou l'autre fosse iliaque, et plus souvent à gauche. Quelquefois la palpation superficielle ne réveille aucune souffrance; mais, si l'on vient à presser progressivement, de manière à déprimer la paroi abdominale, et à pénétrer un peu profondément dans la cavité pelvienne, tout à coup la malade pousse un cri, écarte fortement la main: on vient de toucher le point douloureux, l'organe malade, qui est probablement l'ovaire. Cette pression doit être pratiquée d'une certaine manière, surtout chez les femmes dures à elles-mêmes, et chez qui toutes les sensations sont émoussées. Il faut de préférence palper de haut en bas à trois ou quatre travers de doigt au-dessus du ligament de Fallope, de manière à s'engager dans la cavité pelvienne ; faire fléchir les jambes sur les cuisses, celles-ci sur le bassin ; recommander à la malade de ne pas contracter les muscles de l'abdomen. Les femmes qui ont les parois du ventre souples, qui ont eu beaucoup d'enfants, rendent cet examen beaucoup plus facile.

Souvent la palpation exercée de cette manière ne décèle pas seulement la douleur, mais presque toujours elle découvre au moins une rénitence, sinon une véritable tuméfaction profonde, que nous étudierons d'ailleurs d'une manière plus complète quand nous parlerons des signes que fournissent le toucher vaginal et le toucher rectal.

En même temps que le frisson apparaît, la fièvre s'allume, le pouls devient plus fréquent, un peu serré, la peau plus chaude ; la face s'anime, se colore et pâlit tour à tour ; la langue se recouvre d'un enduit blanchâtre et l'inappétence s'ajoute au goût fade et amer de la bouche. Puis surviennent en même temps des nausées, des maux de cœur, quelquefois des vomissements muqueux ou bilieux ; ces derniers se montrent surtout quand le péritoine s'enflamme. Quelquefois à ces symptômes s'ajoutent de véritables manifestations hystériques : les malades poussent des cris, se tordent sur leur lit, sont prises d'envie de pleurer avec serrement à la gorge, sont tourmentées par une soif inextinguible ; le ventre se ballonne, non plus seulement dans sa moitié inférieure, comme cela est la règle, mais dans sa totalité. Les auteurs, et M. Négrier en particulier, ont rattaché ces divers troubles, mais peut-être sans raisons bien suffisantes, à une inflammation aiguë des ovaires, qu'ils regardent comme le point de départ de ces accidents si nombreux, si variés, presque toujours si dissemblables à eux-mêmes, qui constituent l'affection hystérique.

Ajoutons enfin à ces symptômes des besoins incessants d'uriner. Chaque miction est douloureuse, se fait goutte à goutte, quelquefois involontairement, exige souvent de grands efforts, et s'accompagne d'une sorte de cuisson, de brûlure, pendant et après l'émission de l'urine. Celle-ci est d'ailleurs ordinairement diminuée dans sa quantité, rarement augmentée. Elle présente une coloration rouge foncée, et contient une grande quantité d'un mucus épais qui flotte dans son intérieur et se dépose à la longue; la constipation est la règle. Exceptionnellement quelques malades ont la diarrhée; on l'observe surtout dans la périmétrite puerpérale.

De tous ces signes il n'en est aucun qui ait une valeur aussi grande que ceux que fournit le toucher, bien plus encore que l'examen au spéculum.

La température du vagin est toujours augmentée : le doigt a une sensation de chaleur vive, brûlante, et est baigné de mucosités plus ou moins abondantes. Notons toutefois que si la périmétrite s'est développée dans les quelques jours qui suivent l'accouchement, les lochies ont ordinairement diminué ou se sont supprimées.

Le liquide qui s'écoule est formé de mucosités jaunâtres, quelquefois sanguinolentes, si la malade vient d'avoir ses règles. Il ne présente pas d'odeur spéciale.

Le col est le plus souvent abaissé, surtout dans les cas de périmétrite ancienne; son orifice est généralement entr'ouvert, circonscrit par deux lèvres volumineuses renversées sur elles-mêmes, présentant une surface irrégulière, mamelonnée, selon qu'il y a eu ou non des déchirures plus ou moins nombreuses et profondes dans les accouchements antérieurs. Dans d'autres circonstances il est petit, ferme, d'un volume normal, et présente une surface lisse, polie, sans saillies appréciables ni traces d'ulcération.

Sa direction présente toutes les varietés dont nous avons déjà parlé à propos de l'anatomie pathologique. Il peut être porté fortement en arrière et regarder la concavité du sacrum ; d'autres fois en avant, presque derrière les pubis, ou latéralement, et le plus ordinairement à gauche. Les positions intermédiaires peuvent être occupées. Par le doigt on apprécie facilement ses dimensions : tantôt il est uniforme, régulier, tantôt plus développé dans un sens que dans un autre ; quelquefois il existe à peine et on ne sent plus qu'un orifice circonscrit par deux rebords à peine saillants. Cette disposition reconnaît deux causes. Dans le premier cas, le col n'est pas encore reformé, en raison du peu de temps qui s'est écoulé depuis l'accouchement; dans le second au contraire, il est englobé et comme perdu au milieu d'une masse dure qui s'est développée sur ses parties latérales. Les culs-de-sac du vagin sont refoulés en bas et n'existent plus, et c'est ainsi qu'on ne peut plus distinguer le col que par son orifice situé au milieu de la masse indurée; celle-ci fait alors une saillie considérable dans le vagin de manière à le remplir dans une certaine portion de son calibre et à en changer la direction. C'est surtout dans ces cas où la position du col est changée que son orifice seul permet de le reconnaître.

En ce moment est couchée, au lit n° 1 de la salle Sainte-Thérèse, une malade qui présente deux tumeurs purulentes de chaque côté de l'utérus (une ponction exploratrice a été faite et a donné deux ou trois cuillerées de pus); elles sont arrondies, immobiles, font saillie en bas dans le vagin et en haut au-dessus du détroit supérieur du bassin. Or, chez cette femme, le vagin, oblique en arrière, est considérablement refoulé à droite par la tumeur du côté gauche. On ne sent plus le col; seulement on rencontre, à une profondeur de $0^m,07$ ou $0^m,08$, sur la paroi latérale gauche, au milieu de la partie saillante, un orifice arrondi, qui rappelle la sensation du museau de tanche, sans que d'ailleurs on puisse reconnaître l'une ou l'autre lèvre.

L'introduction du spéculum est extrêmement douloureuse, et on ne peut que difficilement et incomplétement découvrir le col. Celui-ci ne disparaît ainsi en totalité que lorsqu'il se trouve compris au milieu d'une gangue inflammatoire; car il existe souvent des tumeurs volumineuses d'un seul côté de l'utérus qui ne dépriment que le cul-de-sac du vagin du côté correspondant, tandis que de l'autre, le col présente sa longueur et sa résistance ordinaires. Dans d'autres circonstances l'utérus est bien encore emprisonné dans une sorte de gangue, seulement le doigt perçoit bien moins la sensation d'une véritable tumeur que celle d'un simple empâtement ou d'une rénitence profonde. Assez souvent on sent un sillon transversal à la réunion du col et du corps ; ce sillon indique généralement une courbure ou une flexion du corps de l'utérus sur la même face que celle qu'il occupe. En effet, au-dessus de lui, on rencontre une tumeur arrondie, qu'on peut reconnaître quelquefois, à sa consistance, à sa mobilité et à son indolence, pour le corps de l'utérus; ailleurs le diagnostic aura besoin, pour être suffisamment éclairé, de l'introduction de la sonde utérine.

La main appliquée sur la paroi abdominale, et le doigt introduit dans le vagin, peuvent, par des mouvements de pression alternative, circonscrire la tumeur et en mesurer approximativement l'épaisseur; quelquefois elle sera mobile, l'utérus restant en place ou ne participant aux mouvements que d'une manière secondaire.

Ce signe est d'une grande valeur dans le diagnostic des affections utérines et des annexes.

Les tumeurs péri-utérines, qui sont le siége de douleurs spontanées très-vives, et toujours exaspérées à la pression même la plus légère, offrent au doigt une dureté, une résistance considérables. Je n'en ai guère vu où la fluctuation ait pu être perçue, bien que cependant il existât manifestement du pus. Ainsi dans l'observation de la nommée P....., la sensation éprouvée par le doigt était celle d'une dureté et d'une résistance presque ligneuse. Ce signe n'empêcha pas M. Aran d'y faire une ponction avec le trois-quarts et même une incision par le vagin avec le bistouri, et on vit s'écouler plusieurs cuillerées de liquide par l'ouverture.

Un signe sur lequel M. Nonat a aussi beaucoup attiré l'attention, est le battement des artères qui se trouvent logées dans l'épaisseur des ligaments larges, et qui lui semblent comprises dans l'épaisseur des parois de la tumeur. Ce signe a pour cet observateur une grande valeur diagnostique, et il le regarde comme propre aux phlegmons du tissu cellulaire péri-utérin, à l'existence desquels il rapporte la tumeur que l'on sent par le vagin. Malheureusement l'expérience n'a pas santionné cette opinion, et nous avons pour notre part rencontré dans un cas cette impulsion exagérée où la tumeur était due à une ovarite double suppurée. D'ailleurs l'observation déjà rapportée de MM. Bernutz et Goupil n'est-elle pas la meilleure preuve de la non-valeur de ce symptôme comme caractéristique du phlegmon péri-utérin ?

Malgré l'importance et la grande valeur des signes que fournit le toucher vaginal, le médecin ne doit pas s'en tenir à ce seul mode d'exploration ; il en est encore un par lequel il pourra apprécier, d'une manière plus exacte, l'état de l'utérus et de ses annexes, et reconnaître souvent des lésions, dont ce moyen seul peut lui révéler l'existence; je veux parler du toucher rectal.

Le doigt, étant en effet en rapport plus direct avec la face postérieure de l'utérus et des annexes, pourra souvent distinguer des lésions qui paraissent impossibles à diagnostiquer, à ceux qui négligent ce moyen. C'est ainsi qu'à un observateur exercé, il est souvent facile de reconnaître l'existence des altérations de l'ovaire et de la trompe, et les fausses membranes qui maintiennent l'utérus fixé dans telle ou telle position. Après avoir exploré la face postérieure de la matrice dont on apprécie parfaitement la forme et le volume, ce qui se fait le plus souvent sans douleur, à moins qu'on ne cherche à lui imprimer des mouvements, si l'on porte alors le doigt sur les parties latérales, on sent bientôt un sillon verticalement dirigé, qui correspond au bord de l'organe, et qui avertit qu'on l'a quitté, et qu'on se rapproche des annexes. C'est alors qu'on trouve de nouveau la tumeur que l'on avait déjà reconnue par le toucher vaginal ; elle est dure, très-douloureuse, quelquefois arrondie, paraît être du volume d'une petite pomme, d'un œuf, quelquefois de celui d'une orange et même plus grosse encore. Souvent on y peut rencontrer des irrégularités, des ondulations comme il en existe à la surface de l'ovaire, et plus d'une fois j'ai vu, d'après ce seul signe, M. Aran diagnostiquer une altération des annexes et plus particulièrement des ovaires. N'oublions pas en effet ce que nous avons signalé dans l'anatomie pathologique, c'est-à-dire l'augmentation du poids de ces organes, en raison de laquelle ils tombent sur le plancher du bassin, en se rapprochant de l'utérus; et ce qui semblait d'abord d'une impossibilité réelle va devenir d'une exécution beaucoup plus facile, que l'exercice et l'habitude simplifieront encore.

Mais il n'est pas toujours donné de rencontrer, au milieu de la rénitence, ce noyau arrondi que l'on croit être l'ovaire, et quelquefois cette induration n'est pas limitée à un côté seulement de l'utérus ; elle s'étend également au côté opposé, et ne permet plus même de reconnaître la face postérieure de cet organe. Le doigt ne rencontre plus alors qu'une masse dure, douloureuse, remplissant le bassin, adhérant à ses parois à des degrés variables, et que l'on peut aisément saisir entre le doigt introduit dans le rectum et la main appliquée sur la paroi abdominale. Ici encore on distingue des battements vasculaires très-exagérés des artères des ligaments larges, sans que l'on doive, pour cette raison, conclure à l'existence d'un phlegmon péri-utérin. Dans d'autres circonstances, on ne trouve que des brides plus ou moins fortes, plus ou moins résistantes, qui cloisonnent la cavité pelvienne, et qui maintiennent fixés, les uns aux autres, les organes qu'elle renferme.

La cavité du rectum est généralement largement dilatée et très-distendue par des matières dures, ovillées, et recouvertes souvent d'une sorte de coque blanchâtre, d'apparence pseudo-membraneuse, qui n'est en réalité que du mucus condensé.

Le spéculum n'est pas d'une utilité aussi grande dans la maladie qui nous occupe, que dans les affections de l'utérus, et du col en particulier ; d'ailleurs son introduction est toujours douloureuse, à cause de la pression qu'il exerce au fond du vagin sur le foyer inflammatoire qui entoure l'utérus. Souvent même son application est tout à fait impossible, et quelquefois elle peut être dangereuse. Voici toutefois les symptômes que la vue ajoute à ceux que nous connaissons déjà.

La vulve, ordinairement humide, présente une desquamation épithéliale plus ou moins étendue, et est le siége d'un prurit qui tourmente beaucoup les malades. Elle est quelquefois si sensible qu'elle rendrait impossible tout rapport sexuel, si déjà le coït n'était empêché par la douleur si vive qu'il occasionne, surtout quand le pénis vient heurter contre l'utérus, et réveiller l'inflammation qui l'entoure de toutes parts. Une rougeur plus ou moins vive du vagin. avec sécrétion muqueuse, quelquefois purulente, existe surtout dans l'arrière-fond, dont la muqueuse paraît dépouillée de son épiderme, et offre une surface granitée, chagrinée, très-douloureuse et saignant au moindre contact. Le col, ordinairement plus volumineux, est plus ferme et souvent d'un rouge foncé, presque livide, avec des exulcérations sur lesquelles je ne reviendrai pas; en même temps un écoulement visqueux, épais, gluant, plus souvent mucoso-purulent, oblitère le museau de tanche. Quant à l'hystéromètre, nous verrons plus tard ce qu'on peut en espérer au point de vue du diagnostic; nous avons déjà parlé des dangers qu'il peut occasionner dans les mains les plus expérimentées.

Au bout de quelques jours, de quelques semaines, sous l'influence du repos et du traitement, soit que la tumeur se soit créé une ouverture naturelle dans un des organes situés dans son voisinage, soit qu'il se soit fait une résorption des produits plastiques de l'inflammation première, la fièvre tombe, la malade souffre moins; elle peut se lever, commencer à marcher et à reprendre ses occupations habituelles, non toutefois sans douleur aucune; car, sous l'influence de la station verticale, de la marche, de la fatigue, d'un effort même léger, une douleur brusque, qu'elle ressent subitement dans le bas-ventre, lui rappelle qu'elle n'est pas guérie de son affection primitive. C'est alors que la maladie prend pour nous la marche chronique qu'elle présentera longtemps encore avec des exacerbations variables, jusqu'à ce qu'enfin tout accident ait totalement disparu.

Bon nombre des symptômes locaux péri-utérins existeront encore, à l'intensité près de la douleur, et du volume de la tumeur qui peut ou avoir presque entièrement disparu, si elle s'est vidée spontanément dans un organe voisin, ou bien être remplacée par une rénitence diffuse, dans laquelle on ne distinguera plus que des brides, des fausses membranes qui cloisonnent le bassin en tous sens.

C'est alors que nous allons avoir à étudier la longue série des troubles fonctionnels qui se remarquent du côté de tous les grands appareils de l'économie chez la femme.

L'expression de la physionomie est celle de la souffrance et de l'abattement. Le teint est pâle, blafard; l'appétit, considérablement diminué, est capricieux. Les digestions sont longues, pénibles, accompagnées de régurgitations muqueuses, d'éructations gazeuses, et quelquefois de vomissements alimentaires. Aussitôt après l'ingestion des aliments, l'épigastre se ballonne, la malade se plaint de ne pouvoir respirer; elle est prise de pandiculations, de bâillements, obligée de desserrer ses vêtements, et tourmentée par des borborygmes, qui se font entendre, même à distance. Les garde-robes sont rares. Une constipation opiniâtre est la règle. Cependant, chez quelques malades, et surtout au moment des règles, survient une légère diarrhée, et c'est le seul moment où les évacuations alvines ont lieu facilement. Une autre preuve des troubles de la digestion nous est fournie par les urines; elles sont rougeâtres, troubles, laissent déposer une abondante quantité de mucus et de sels qui se dissolvent le plus ordinairement par l'action de la chaleur et de l'acide azotique, en donnant lieu quelquefois à une effervescence très-évidente. Ces sels sont généralement des urates, des phosphates et des carbonates de chaux et d'ammoniaque. Ajoutons à cela qu'il existe presque toujours une augmentation dans la proportion de l'acide urique.

Sous l'influence des troubles de la digestion, la nutrition s'altère profondément et bientôt les malades présentent les signes les plus accusés de la choro-anémie. Elles sont sujettes à des palpitations, dès qu'elles veulent marcher un peu vite, ou monter des escaliers. L'oreille appliquée à la région précordiale, dont la matité est diminuée, à moins de complications du côté du cœur, entend un bruit de souffle doux des plus évidents qui se prolonge dans les vaisseaux du cou, où il est tellement prononcé qu'il présente quelquefois les caractères musicaux.

La menstruation présente aussi des modifications importantes; rarement elle manque tout à fait; le plus souvent elle existe encore, mais sans la régularité qu'elle doit avoir, et toujours précédée, accompagnée ou suivie d'un redoublement dans l'intensité des symptômes dépendant de l'appareil utérin, qui quelquefois peuvent être portés à un degré tel, que la maladie semble reprendre la forme aiguë. Plusieurs jours à l'avance, la malade ressentira une sorte de pesanteur plus marquée dans le bas-ventre, accompagnée d'une sensation de tiraillements dans les reins, dans les aines, dans les cuisses. Il n'est pas rare de voir se déclarer un véritable mouvement fébrile, avec céphalalgie vive, bourdonnements dans les oreilles et coloration rouge de la face. Les douleurs du bas-ventre sont quelquefois comparées, par les malades elles-mêmes, à celles de l'accouchement. Enfin le sang apparaît tantôt pâle, séreux, peu abondant; d'autres fois plus rouge et souvent mêlé de caillots. A partir de ce moment, il y a une détente générale dans l'acuité des symptômes, et la malade est soulagée. L'écoulement est très-variable dans sa quantité; quelquefois il ne fait qu'apparaître un instant pour revenir le lendemain et cesser tout à fait; d'autres fois il dure trois, quatre, cinq, huit jours, et, dans certaines circonstances, les règles sont véritablement hémorrhagiques. Il y a des malades qui perdent du sang presque tous les jours. Ce symptôme suffit presque pour indiquer à coup sûr une altération de la muqueuse utérine. On conçoit donc mieux encore maintenant comment, en raison de la difficulté de la menstruation, la congestion de tout le système utérin, se trouvant augmentée, éternise en quelque sorte l'inflammation dont il est le siége. Une des complications les plus graves, c'est lorsqu'il vient à se manifester des hémorrhagies dans les conditions de débilité et d'affaissement où se trouvent ordinairement les malades. C'est dans ces conditions de dépérissement général que se montrent souvent, du côté de l'appareil pulmonaire, les premiers symptômes de la tuberculisation.

Des auteurs refusent de reconnaître aucune liaison entre la diathèse tuberculeuse et les affections utérines. Nous ne pouvons partager cette opinion, d'après non-seulement les signes que nous a donnés l'examen de la poitrine, mais surtout d'après les résultats de nos autopsies. Bien mieux, dans un cas, nous avons trouvé une tuberculisation des plus évidentes, arrivée au ramollissement dans les trompes et l'utérus, sans qu'il nous ait été possible de trouver la moindre granulation miliaire dans la poitrine. Il ne faudrait cependant pas croire que les symptômes de phthisie progressent en raison directe de l'affection utérine. Il s'établit souvent entre les deux affections une sorte de ballancement; c'est-à-dire que, lorsque les signes de la périmétrite diminuent d'intensité, les malades accusent en même temps des douleurs plus vives dans la poitrine, et les symptômes de l'auscultation sont en rapport avec les troubles accusés par les malades. Chose plus singulière encore, l'état local de l'utérus et de ses annexes est en rapport avec les symptômes généraux. Bien des fois nous avons trouvé le vagin moins chaud, le col moins volumineux, moins congestionné, la tumeur ou la rénitence moins douloureuses; et les malades nous disaient qu'elles ne souffraient plus dans le ventre; mais en revanche, la toux était plus fréquente, les douleurs dans le dos plus vives: et là où, les semaines précédentes, nous n'avions entendu que de l'embarras de la respiration, de l'expiration prolongée, quelques craquements secs, nous trouvions des râles humides, une expectoration plus abondante, quelquefois mêlée de sang.

Ajouterai-je enfin que, dans le service de M. Aran, où toutes les autopsies de femmes sont faites avec le plus grand soin, et où les organes de la génération sont examinés avec une attention toute particulière, nous n'avons presque jamais trouvé ces organes à l'état sain, chez les malheureuses qui venaient mourir à l'hôpital, arrivées au dernier degré de la phthisie pulmonaire? Leur observation était prise avec la plus grande exactitude, et on apprenait presque toujours qu'à une époque plus ou moins éloignée, elles avaient eu une maladie utérine, si même elles n'avaient été déjà soignées à ce moment dans le même service.

Je n'oublierai pas non plus de signaler les troubles qui existent du côté du système nerveux, chez les malades atteintes de périmétrite. Elles sont généralement dans un état de prostration et d'affaissement moral très-marqués. Toujours préoccupées de leur triste position, elles désespèrent de la guérison. Elles traitent avec indifférence les objets autrefois de leur plus chère affection. Insatiables de médicaments, elles entreprennent avec ardeur tout nouveau traitement qu'on leur propose, puis l'abandonnent au bout de quelques jours aussi facilement qu'elles l'avaient accueilli avec empressement. Ajoutons à ces symptômes les douleurs névralgiques, qui ne manquent presque jamais d'exister soit à la face, aux régions sus et sous-orbitaires, soit au thorax, dans la direction des nerfs intercostaux, et plus bas, dans les différentes paires lombaires et en particulier dans les grande et petite abdomino-génitales supérieures.

C'est alors, après quelques mois de souffrances, que les malades présentent cet aspect de cachexie qui n'est ni celui de la chlorose proprement dite, ni celui de la tuberculisation, ni celui des affections cancéreuses, et que M. Aran a si bien décrit sous le nom de *facies utérin.*

La face est amaigrie, quoique assez souvent à un degré peu considérable; elle est surtout décolorée, pâle, d'un blanc pâle, ne présentant ni la bouffissure des chlorotiques, ni la teinte des maladies cancéreuses, ni celle qui est due au ramollissement graisseux du cœur. Elle a un aspect terne. L'œil est languissant, bordé d'un cercle bleuâtre, profond; la physionomie est sans expression, avec une teinte jaunâtre particulière.

Maintenant voyons quelles modifications le temps et le traitement apportent du côté de l'appareil génital. Quand la marche de la maladie est favorable, la sensation de douleur sourde ou de pesanteur diminue dans le bas-ventre et dans les lombes; la marche et la station verticale deviennent plus faciles, l'écoulement leucorrhéique diminue, et la desquamation vulvaire, qui occasionnait des démangeaisons si cuisantes, n'existe plus. Le vagin n'est plus aussi chaud, ni aussi rouge; le volume du col a diminué, et les ulcérations ont disparu. La tumeur est moins nettement circonscrite, moins volumineuse; elle n'englobe plus le col de l'utérus, qui semble s'être dégagé de la gangue inflammatoire qui l'étouffait. La pression est moins sensible; cependant les mouvements provoqués restent longtemps très-limités, très-douloureux, et il est facile de sentir les brides qui maintiennent l'utérus dans sa position anormale. Si la tumeur s'est vidée dans un organe voisin, il ne reste plus à sa place qu'une rénitence diffuse, due aux adhérences entre eux des organes du petit bassin, et qui sont toujours manifestes par le toucher rectal. La main appliquée sur l'abdomen ne trouve plus une véritable tumeur; ce n'est plus qu'un empâtement profond mal délimité. La percussion pratiquée à ce niveau ne donne plus un son aussi mat; il peut même être exagéré si des anses intestinales en assez grand nombre, et distendues par des gaz, font partie de la masse formée par les adhérences.

En même temps l'embonpoint revient avec l'appétit et les bonnes digestions; le visage se colore, les menstrues reparaissent plus régulières, et la malade peut espérer une guérison prochaine, si de fâcheuses complications, une grossesse, une fausse couche, ou quelque violent ébranlement vers l'appareil génital ne vient rallumer les accidents, et ramener la maladie à l'état aigu. Mais longtemps encore elle éprouve quelques élancements douloureux dans le bas-ventre, surtout à l'époque des règles, bien que d'ailleurs tous les autres symptômes aient presque disparu, à l'exception près de la direction de l'utérus et des brides qui resteront toujours la preuve irrécusable de la périmétrite.

Dans les cas moins favorables au contraire, bien que les accidents aigus aient disparu, il reste toujours une douleur sourde presque continue dans le bas-ventre; les sécrétions vaginales et utérines persistent, ainsi que les difficultés de la miction et de la défécation. Souvent la malade est prise, le soir surtout, de frissons erratiques, suivis de sueurs dans la nuit, accompagnés de nausées et de vomissements. Des élancements semblables à des coups d'épingle retentissent spontanément dans le bas-ventre, et la douleur que la pression y détermine est si vive en certains points, qu'elle arrache des cris à la malade, et peut amener une syncope. On peut croire alors qu'il se forme du pus dans quelques points du foyer enflammé. Qu'on redouble alors de précautions et de soins, et, après un temps qui varie de quelques semaines à plusieurs mois, la malade, prise d'un besoin subit, irrésistible, d'uriner ou d'aller à la selle, rendra avec ses déjections du pus mêlé de sang et de fausses membranes en quantité variable, et à une ou plusieurs reprises. On peut s'assurer alors que la tumeur a diminué de volume et de consistance; elle est moins douloureuse, et il est permis d'espérer que les autres symptômes vont commencer à prendre la marche décroissante que nous venons de décrire un peu plus haut.

Mais la nature, moins habile, ne se débarrasse pas toujours du pus par cette voie. Le kyste purulent, l'abcès, quel qu'en soit le siége, peut se rompre dans le péritoine. Aussitôt alors, une douleur des plus vives se fait ressentir dans la cavité pelvienne, et bientôt est déclarée une péritonite suraiguë et promptement mortelle.

Dans d'autres circonstances plus rares, le pus, après s'être frayé un chemin dans les organes creux du bassin, continue à se manifester dans les urines, dans les déjections; la tumeur augmente ou reste stationnaire, et au soulagement momentané, bientôt succèdent des symptômes nouveaux. Les frissons erratiques continuent à revenir presque régulièrement tous les soirs, et sont suivis de sueurs abondantes. L'appétit se perd de plus en plus, et disparaît tout à fait; l'amaigrissement augmente; une diarrhée incoercible, séreuse, fétide, involontaire plus tard, se déclare; les urines, troubles, sanieuses, dégagent une odeur ammoniacale et fétide; du muguet apparaît à la bouche; un subdélirium calme survient pendant la nuit, et bientôt la malheureuse succombe avec tous les symptômes de la fièvre hectique ou de l'infection putride. Dans un cas de ce genre, où tout le côté droit de la cavité pelvienne était converti en un vaste foyer gangréneux, communiquant naturellement avec la face inférieure de la vessie, et artificiellement dans le vagin, les os étaient mis à nu, et le plexus sacré baignait dans le foyer. Dans cette observation seulement, à la suite d'une douleur très-vive dans toute la direction du nerf sciatique, nous avons observé une paralysie incomplète du membre inférieur correspondant (voyez observ. 8).

Une autre terminaison aussi fâcheuse, mais plus rare encore, est l'infection purulente. On la comprend aisément en réfléchissant à l'inflammation des nombreuses veines qui sillonnent les côtés de l'utérus et les ligaments larges (voyez observ. 9).

Outre ces divers modes de terminaisons malheureuses de la périmétrite, il en est un autre qui ne se rencontre pas moins fréquemment et dont j'ai déjà parlé. Lorsque la maladie s'éternise par des récidives nombreuses, que l'organisme est épuisé par des grossesses multipliées, des douleurs continuelles, la misère, les privations de toutes espèces, les chagrins, lorsque la nutrition est profondément altérée et que l'économie vaincue est sans résistance contre la diathèse tuberculeuse, on voit alors celle-ci prendre une marche rapide que rien ne pourra plus désormais arrêter, et dominer les symptômes utérins, jusqu'à ce qu'enfin la mort vienne mettre une fin à une si malheureuse vie.

MARCHE, DURÉE.

Après les détails dans lesquels nous sommes entré à propos des symptômes de la périmétrite, il ne nous reste que peu de choses à ajouter au point de vue de la marche et de la durée de la maladie. Nous avons vu, en effet, que dans la périmétrite aiguë, à moins qu'elle ne détermine une péritonite générale, qui mette en danger les jours de la malade, les symptômes, au bout de quatre ou cinq jours, un septénaire, rarement plus, ne tardaient pas à s'amender, et qu'alors la maladie pouvait se résoudre dans l'espace de quelques semaines. Malheureusement cette terminaison n'est pas la plus fréquente; beaucoup plus souvent, l'affection prend la marche chronique, et, selon que la suppuration aura lieu ou non, que la résorption se fera plus ou moins vite, ou que le pus choisira telle ou telle voie pour arriver au dehors, la durée présentera les plus grandes variations.

COMPLICATIONS.

Nous les avons déjà indiquées pour la plupart : nous avons vu en effet la péritonite occuper le premier rang. Signalons ensuite l'hématocèle de la cavité pelvienne, la grossesse simple ou extra-utérine, l'avortement, l'ouverture d'un abcès dans le péritoine ou bien au dehors à travers les parois du ventre, et produisant des décollements et phlegmons souvent mortels; l'incontinence et la rétention d'urine, quelquefois l'hydronéphrose, l'urémie, et enfin l'inflammation et l'ulcération de la muqueuse rectale. Ajoutons encore les altérations organiques de l'utérus : les cancers, les polypes, les corps fibreux, et terminons en rappelant la chloro-anémie, les accidents hystériformes, l'hypochondrie, la dyspepsie, et par-dessus tout la tuberculisation pulmonaire.

DIAGNOSTIC.

Plusieurs des symptômes que nous venons d'assigner à la périmétrite se rencontrent dans de nombreux états morbides ; aussi allons-nous avoir à parcourir une longue série de maladies et d'accidents qui peuvent être confondus avec l'affection que nous venons d'étudier. Dans l'intention de jeter un peu de clarté dans un sujet si difficile et si obscur, nous diviserons les affections, que nous avons à différencier de la périmétrite, en deux grandes catégories, selon qu'elles présentent la marche aiguë ou la marche chronique, pour les comparer à la forme correspondante de l'inflammation péri-utérine; puis, lorsque nous aurons indiqué les signes au moyen desquels le diagnostic différentiel pourra être établi, nous pénétrerons plus loin dans l'étude de la périmétrite elle-même, et autant qu'il sera en notre pouvoir, nous nous efforcerons de faire reconnaître quelle part prend, dans l'état morbide complexe que nous étudions, chaque organe qui entre dans la formation du système utérin. Nous n'ignorons pas les difficultés que nous allons rencontrer; mais il nous semble que nos efforts ne seront pas entièrement inutiles, si aux quelques données positives que nous établirons, nous signalons les difficultés et les causes d'erreur.

Parmi les maladies de la première classe, c'est-à-dire celles qui ont la marche aiguë, voici celles qui nous semblent pouvoir être confondues avec la périmétrite aiguë; ce sont les congestions aiguës de l'appareil utérin avec les différents troubles de la menstruation, la métrite et ses variétés, la péritonite, les phlegmons du petit bassin, l'inflammation aiguë de la troupe et de l'ovaire, l'hématocèle péri-utérine à son début, la cystite, la rétention d'urine et des fèces.

Les phénomènes de la congestion utérine se manifestent surtout au moment de l'époque menstruelle. C'est alors qu'en pleine santé, les malades accusent d'abord de la pesanteur et de la douleur dans le bas-ventre; elles sont bientôt tourmentées par des coliques vives, auxquelles s'ajoutent quelquefois des nausées, des vomissements alimentaires, muqueux ou bilieux, et un grand nombre de ces symptômes si variés qui constituent l'affection hystérique ; mais, si l'on remarque qu'il n'y a pas de fièvre, que la malade est à son époque menstruelle, qu'elle est sujette à ces accidents, on pourra difficilement confondre cette congestion périodique essentielle avec le début d'une périmétrite. D'ailleurs, après quelques heures, un jour ou deux au plus, les règles apparaîtront, et tout le cortége des symptômes quelquefois inquiétants, que l'on avait vu surgir tout à coup, au milieu de la santé la plus florissante, va disparaître avec la même rapidité qu'ils s'étaient manifestés. Cependant l'écoulement de sang ne viendra pas toujours juger la question d'une manière aussi simple. Il peut dans quelques cas être retardé plus longtemps, manquer tout à fait, ou bien être accompagné de symptômes qui, par leur persistance ou leur intensité, ressemblent davantage à une véritable inflammation.

On ne peut disconvenir en effet que la congestion est un premier pas vers l'inflammation ; or, poussée à ses dernières limites, pourra-t-elle toujours sur-le-champ être différenciée de la périmétrite ? et d'ailleurs, ne savons-nous pas combien fréquemment ces deux accidents existent simultanément ? Comme la menstruation peut engendrer une périmétrite, et comme, une fois déclarée, celle-ci s'exaspère sous l'influence de la première, qui en fait redoubler d'intensité les manifestations physiologiques, c'est donc aux antécédents qu'il faudra s'adresser ; savoir si la malade est ou non bien portante dans l'intervalle de ses règles, s'il reste antérieurement une affection utérine, et enfin recourir au toucher recto-vaginal.

Les phénomènes que nous venons de décrire se rencontrent souvent chez les jeunes filles vierges. D'après les causes que nous avons assignées à la périmétrite, on devra croire d'abord de préférence à l'existence d'une congestion pure et simple. Cependant, si les symptômes persistaient plus longtemps que d'habitude, ou mieux encore, s'aggravaient, il faudrait alors changer d'avis et supposer qu'il existe quelques altérations du côté des ovaires, des trompes ou de l'utérus. C'est dans ces cas qu'en raison de la gravité des accidents, on est pleinement autorisé à user de tous les moyens qui permettent d'éclairer le diagnostic, d'autant plus qu'employés avec ménagement, ils ne produisent aucun dégât qui justifie les scrupules que conservent encore les médecins peu familiarisés avec ces manœuvres.

Nous avons, ce nous semble, prouvé dans la symptomatologie et dans l'article de l'anatomie pathologique, d'une manière assez probante, que la métriteexiste rarement seule, indépendamment de l'inflammation des annexes. Voici toutefois les symptômes qui se présenteront dans la métrite simple : la douleur occupera la ligne médiane et ne se fera sentir, par la pression, ni dans l'une ni dans l'autre fosse iliaque ; la palpation abdominale ne découvrira aucune tumeur, aucune rénitence en dehors du plan qu'occupe normalement l'utérus; son volume sera notablement augmenté, surtout dans la métrite puerpérale et dans la métrite parenchymateuse ; le toucher vaginal ne fera reconnaître qu'une tuméfaction bornée à l'utérus, qui aura en même temps augmenté de poids. Il faudra bien distinguer ce dernier symptôme d'une sensation qui lui ressemble beaucoup, je veux parler de la résistance que le doigt éprouve à soulever l'utérus lorsqu'il est fixé par une tumeur collatérale ou par des brides et des adhérences. L'utérus devra donc être mobile, et jamais ni la douleur, ni la résistance qu'il oppose au doigt dans les mouvements d'ascension qu'on veut lui imprimer n'égaleront celles de la périmétrite. Enfin jamais le doigt ne rencontrera, ni par le vagin, ni par le rectum, aucune altération du côté des ligaments larges, des ovaires, des trompes du péritoine ; il n'y aura aucune tumeur, aucune rénitence douloureuse en dehors de l'utérus proprement dit. Qu'on réfléchisse maintenant à ces symptômes, et l'on verra combien de fois on a rapporté à la matrice des troubles morbides qui étaient sous la dépendance directe d'altérations des organes voisins.

La néphrite présente à son début des symptômes qui ont quelque analogie avec ceux de la périmétrite. Mais le siége de la douleur qui occupe les lombes, les flancs; les signes fournis par l'urine, ne laissent pas longtemps le diagnostic dans l'incertitude. J'en dirai autant de la cystite, d'ailleurs assez rare chez la femme, et qui reconnaît le plus souvent pour cause l'application d'un vésicatoire. Ces deux affections peuvent se rencontrer en même temps, mais il sera alors toujours facile, en s'enquérant des antécédents, et en ayant recours à l'examen des urines, à la palpation abdominale, et aux touchers rectal et vaginal, de reconnaître à quelle lésion on doit rapporter les manifestations morbides.

D'autre part souvent des malades accusent des symptômes très-douloureux du côté du bas-ventre, et qui ne sont dus qu'à une accumulation d'urine dans la vessie, ou de matières fécales dans l'intestin. Une fois pour toutes, je rappellerai ce que M. Bourdon a déjà recommandé d'une manière si formelle dans son mémoire sur les tumeurs fluctuantes du bassin, c'est-à-dire de ne jamais se livrer à aucun examen sérieux du côté de ces organes, sans avoir préalablement vidé les réservoirs naturels soit par le cathétérisme, soit par un lavement.

Le point de départ variable de la péritonite nous permet de la diviser en *péritonite abdominale,* développée dans un point situé audessus du petit bassin et devenant bientôt générale; et en *péritonite pelvienne,* due à l'influence d'une altération morbide d'un des organes contenus dans la cavité du petit bassin.

La péritonite généralisée suraiguë qui se développe à la suite des lésions traumatiques de l'abdomen, des perforations de l'intestin, dans la fièvre typhoïde, des ruptures d'organes, de la tuberculisation, des dégénérescences cancéreuses de l'intestin, ou de toute autre lésion indépendante du système utérin, présentera des symptômes tellement accusés, qu'elle ne pourra que difficilement être confondue avec la périmétrite. La douleur vive que détermine la pression au niveau de la lésion qui a été le point de départ des accidents, le développement subit, considérable, de tout le ventre, qui occupe presque aussitôt la zone sus-ombilicale, sans progresser graduellement du petit bassin aux parties supérieures, l'intensité des symptômes généraux, la fréquence des nausées, des vomissements verts porracés, l'altération profonde des traits, la gêne extrême de la respiration, l'accélération, la faiblesse et la concentration du pouls, la marche rapide des accidents, tout concourt à élucider la question, surtout lorsqu'on s'enquiert des antécédents, qu'on découvre par exemple que la malade est atteinte de fièvre typhoïde, de coliques hépatique, néphrétique, qu'elle vient d'éprouver un violent traumatisme du côté des organes abdominaux, qu'elle est en dehors de l'époque menstruelle, de l'état puerpéral, et que jusqu'alors elle n'a présenté aucun symptôme morbide du côté des organes de la génération.

Quant à la pelvi-péritonite, son existence est, nous l'avons surabondamment prouvé, liée le plus souvent à une altération de quelque organe du système utérin. Toutes les fois donc que se manifestera une péritonite du petit bassin, on devra soupçonner, à moins de causes directes, traumatiques, accidentelles ou chirurgicales, une altération du côté de l'utérus ou de ses annexes. Bien plus rarement, en effet, cette maladie se déclarera sous l'influence de lésions de la vessie ou du rectum. Dans ce cas, l'étude des antécédents et l'examen direct ne pourront laisser longtemps le diagnostic en suspens. Cette variété de la péritonite est donc la complication la plus ordinaire des affections péri-utérines, et elle se manifeste dans toutes les circonstances qui favorisent le développement de celles-ci, après l'accouchement, les opérations, les manœuvres qu'il nécessite, la menstruation, etc. etc. Alors on voit une douleur vive, suraiguë, partir d'un point d'abord très-limité du petit bassin ; bientôt elle est suivie d'un ballonnement plus ou moins marqué du ventre, mais qui présente cet important caractère de procéder toujours de bas en haut ; et tandis que dans l'autre forme de péritonite, la douleur occupe bientôt tout le ventre, dans celle-ci, elle a peu de tendance à se généraliser, et elle reste à peu près limitée à la partie inférieure de l'abdomen. Enfin, à ces symptômes, s'ajoute bientôt la formation d'une rénitence, d'une tumeur qui occupe la cavité pelvienne en remontant plus ou moins haut dans la zone sous-ombilicale de l'abdomen. Cette tumeur est due au liquide épanché, à l'agglomération, à la soudure des anses intestinales entre elles, et avec les organes pelviens. Cette tumeur est mate à la percussion, mais non uniformément, car il existe de la sonorité au niveau des points occupés par les intestins, si surtout ils sont distendus par des gaz. Si l'on vient à pratiquer le toucher vaginal, qui est toujours douloureux, à moins d'apporter une grande douceur, on trouve l'utérus déplacé, le plus ordinairement élevé et porté en avant derrière le pubis, au moins dans la période aiguë de la maladie; derrière lui, on sent bomber dans la cavité vaginale une tumeur d'un volume variable de celui d'une pomme, d'une orange, à la tête d'un fœtus; cette tumeur est molle et fluctuante dans cette période de la maladie. Elle semble, dans quelques cas, s'être développée dans la cloison vagino-rectale, tant elle a déprimé inférieurement le cul-de-sac utéro-rectal. Si l'on porte le doigt dans le rectum, des signes importants vont encore nous être fournis. Outre la sensation de la tumeur, que l'on percevra encore mieux, on en appréciera, d'une manière plus exacte, le volume, la consistance et quelquefois la fluctuation.

Mais ici un grand embarras va se présenter. Cette tumeur, avec les caractères que nous venons de lui donner, est-elle due à un épanchement péritonéal dans le petit bassin ou est-elle due à une hématocèle? L'inflammation du péritoine pelvien, en effet, et l'épanchement de sang dans le bassin ont beaucoup d'analogie. Tous deux se déclarent le plus souvent dans les mêmes conditions, tous deux ont des symptômes communs : le frisson, la douleur, la fièvre, les vomissements, l'existence d'une tumeur liquide fluctuante, donnant lieu à des changements dans les rapports des organes et à des troubles fonctionnels dépendant de la compression exercée par cette tumeur. Un mot sur chacun de ces symptômes principaux.

Le frisson de la pelvi-péritonite est généralement unique, dure une demi-heure, une heure dans les cas ordinaires, rarement davantage, et, une fois terminé, il ne se renouvellera plus : la malade, au contraire, se plaindra d'une chaleur excessive qui la forcera à se découvrir, à rejeter ses couvertures. Dans l'hématocèle, le frisson est moins intense, mais il se renouvelle à plusieurs reprises, chaque fois qu'une nouvelle quantité de sang s'épanche dans la cavité abdominale; en outre, il est fréquemment accompagné de lipothymies, de syncopes, de soif ardente. La réaction fébrile n'est pas aussi intense, et souvent les malades sont prises d'un refroidissement général, surtout aux pieds, aux mains, dans tous les membres, en même temps que la face, les lèvres, les conjonctives, toutes les muqueuses, en un mot, se décolorent et que la peau devient d'une blancheur mate éclatante. Ces symptômes de l'hémorrhagie interne ont la plus grande valeur, lorsqu'on peut les observer au début, et à eux seuls ils suffiraient presque pour éclairer le diagnostic. En outre, la tumeur se montre plus rapidement dans l'hématocèle que dans la péritonite; sa fluctuation est plus nette, plus évidente et son volume plus considérable. Il ne faudrait cependant pas croire qu'elle se montre instantanément, et qu'il suffise qu'il y ait un épanchement de sang abondant dans le bassin pour donner lieu à l'existence de cette tumeur, avec les caractères qu'elle présente habituellement; il faut que l'épanchement du sang soit enkysté dans les produits plastiques que le péritoine enflammé aura sécrétés tout autour de lui. En effet, nous avons observé tout récemment à l'hôpital Saint-Antoine le fait suivant : Une jeune femme, déjà atteinte de périmétrite, sous l'influence d'un coït six fois répété en quelques heures dans la nuit, est apportée le lendemain matin dans le service, présentant, outre les symptômes ordinaires de la péritonite, une pâleur considérable et une tuméfaction énorme du ventre, avec matité seulement dans les parties déclives, qui sont surtout douloureuses à la pression. Elle a eu dans la nuit plusieurs syncopes, et a encore à chaque instant des défaillances. On crut cependant à l'existence d'une hématocèle, bien que le toucher ne dévoilât aucune tumeur. Elle succomba trente-six heures après le début des accidents. Le toucher fut encore répété sans plus de résultats sur le cadavre. A l'autopsie, on trouva un caillot de 2 livres environ, remplissant toute la cavité pelvienne qu'il débordait, même en haut. Ce caillot n'était circonscrit par rien, et il put tomber de lui-même, en retournant le cadavre. L'hématocèle, à vrai dire, en s'en tenant au sens propre du mot, n'existait donc pas encore, puisque la tumeur n'était pas constituée (voy. obs. 2).

C'est surtout dans l'hématocèle que les déplacements de l'utérus sont exagérés. Cet organe, par suite du refoulement occasionné par la tumeur qui se forme le plus généralement dans le cul-de-sac utéro-rectal, est porté en avant et en haut, de manière que le col est quelquefois porté jusqu'au niveau du bord supérieur des pubis, le fond étant également porté fortement en avant et en haut, et pouvant être distingué par la palpation abdominale. La vessie est également entraînée dans la même direction, sa capacité diminuée par suite de la compression, et les malades sont prises d'un besoin incessant d'uriner. Le canal de l'urèthre présente un changement notable de direction : l'orifice extérieur ne correspond plus à l'entrée de la vulve ; il est entraîné en arrière, quelquefois difficile à découvrir, et semble s'ouvrir à la paroi supérieure du vagin. J'ai vu, chez une malade, la sonde pénétrer presque verticalement en haut. Par le rectum, on constate la tension considérable des replis de Douglas, circonscrivant une espèce de demi-lune, dans laquelle bombe la tumeur ; elle maintient appliquée l'une sur l'autre les parois du rectum, de manière à laisser pénétrer difficilement le doigt, à gêner le cours des matières, et à déterminer une constipation très-douloureuse, s'accompagnant de ténesme et de besoins illusoires et incessants d'aller à la selle, à cause de la pesanteur et des tiraillements que les malades ressentent à la partie inférieure du tube digestif.

La marche des accidents peut encore aider dans le diagnostic. Ainsi les symptômes de l'hématocèle présentent leur summum d'intensité au début même de l'accident, puis les deux affections présentent, pendant quelques jours, les mêmes symptômes, qui sont ceux de la péritonite pelvienne; mais, dans l'hématocèle, la résorption de la tumeur se fait beaucoup plus vite que dans la péritonite, la matité est beaucoup plus nette, mieux limitée, et est surmontée par une sonorité tympanique de l'intestin, qui est chassé de la cavité pelvienne, et forme la limite supérieure de la tumeur; tandis que dans la pelvi-péritonite la matité est souvent diffuse, et que la percussion donne çà et là de la sonorité tympanique. Enfin il peut se faire que le liquide s'écoule au dehors soit naturellement, soit artificiellement : alors il ne peut plus y avoir de doute.

Avec des caractères aussi nettement accusés, le diagnostic pourra donc être établi dans la période aiguë des accidents. Mais l'hématocèle sera-t-elle toujours aussi considérable? aura-t-on toujours les symptômes des hémorrhagies internes aussi franchement prononcés? Que l'hématocèle n'occupe qu'une étendue très-limitée du petit bassin, qu'il existe déjà quelque altération du côté des organes, une pelvi-péritonite ancienne qui ait augmenté l'épaisseur du péritoine, de son tissu cellulaire, comment percevoir la fluctuation, comment soupçonner que cette tumeur est due à du sang, si la malade n'a éprouvé ni vertiges, ni bourdonnements d'oreille, ni lipothymies, ni syncopes, si la malade ne présente aucune décoloration des téguments, et seulement les symptômes généraux de la péritonite partielle que le sang extravasé détermine autour de lui? Telles sont déjà les difficultés que présente le diagnostic dans la forme aiguë; nous en trouverons encore d'autres dans la forme chronique.

Un autre signe proposé par M. Nélaton est l'examen au spéculum. Alors, dit le savant professeur, on voit la muqueuse du vagin rougeâtre, violacée, ecchymotique, sous l'influence de l'infiltration sanguine; quelquefois amincie, elle laisse voir la coloration du liquide par transparence.

Les tumeurs inflammatoires que le toucher vaginal ou rectal découvre en avant, en arrière, ou sur les côtés de l'utérus, sont considérées par quelques auteurs comme des inflammations du tissu cellulaire péri-utérin. Malheureusement, pour celles du moins qui se manifestent directement en avant ou en arrière, nous ne pouvons partager cette opinion, puisque M. Bernutz a prouvé anatomiquement qu'elles n'étaient que des péritonites partielles enkystées; nous persisterons donc dans cette opinion, tant qu'une preuve authentique, basée sur une autopsie bien faite, ne viendra pas nous montrer l'existence de ces phlegmons péri-utérins. Sur les côtés, dans l'épaisseur des ligaments larges au contraire, à la suite d'accouchements, lorsqu'il y a eu des manœuvres violentes, le tissu cellulaire peut s'enflammer, mais alors il y a un frisson initial très-intense, la tumeur qui se développe sur les parties latérales vient bomber dans le vagin, dans le rectum, où le doigt découvre une rénitence uniforme, œdémateuse, très-douloureuse, avec exacerbations spontanées, lancinantes; de petits frissons irréguliers se renouvellent plusieurs fois, la paroi abdominale antérieure se soulève immédiament au-dessus du ligament de Fallope; elle est rénitente et s'accompagne d'un empâtement qui remonte quelquefois jusque dans les flancs; des fusées purulentes viennent disséquer le rectum, où elles s'ouvrent quelquefois; d'autres suivent le nerf sciatique et viennent se manifester à la fesse, ou bien dans les grandes lèvres en suivant le ligament rond, ou bien enfin à la partie supérieure et antérieure de la cuisse en accompagnant les vaisseaux fémoraux et en produisant alors l'œdème de tout le membre inférieur. Avec ces symptômes, on reconnaîtra le phlegmon du tissu cellulaire sous-péritonéal, surtout remarquable par sa marche envahissante, sa tendance à décoller les organes, jusqu'à ce que le pus se soit frayé une route, si la main du chirurgien ne vient pratiquer une ouverture dan un point favorable à l'écoulement du liquide.

Le psoïtis ne pourra être confondu avec la périmétrite : la douleur siége dans la fosse iliaque, ne subit aucune exaspération sous l'influence du toucher et des mouvements communiqués à l'utérus ; elle n'existe que sur les parties latérales du bassin, et enfin, symptôme d'une grande valeur, la malade ne peut étendre le membre inférieur ; elle tient toujours la cuisse à demi fléchie sur le ventre, et la jambe sur la cuisse. Enfin signalons la fluctuation qui ne tardera pas à se manifester au niveau de la racine du membre, le pus fusant dans la gaîne du psoas jusqu'à son insertion inférieure.

Quant aux inflammations aiguës des ovaires et des trompes, voici les symptômes auxquels on les reconnaîtra : en dehors de l'état puerpéral, d'un avortement provoqué ou non, cette affection se déclarera ordinairement au moment d'une époque menstruelle, soit que les règles n'apparaissent pas, soit au contraire qu'elles prennent le caractère hémorrhagique, ou bien qu'elles s'arrêtent brusquement, sous l'influence d'un refroidissement par exemple, d'une émotion morale vive, ou à la suite d'un excès de coït. La douleur débute profondément dans le bas-ventre, dans l'une ou l'autre fosse iliaque ; la pression réveille une douleur très-vive à ce niveau, et la palpation décèle bientôt une rénitence ou une tumeur profonde en dehors de l'utérus. Par le toucher vaginal, le doigt trouve une inclinaison anormale de l'utérus, et une rénitence ou une tumeur sur une des parties latérales que ce même doigt et la main appliquée sur la paroi abdominale peuvent alternativement se renvoyer. C'est surtout le toucher rectal qui doit éclairer le diagnostic. On sent alors qu'une moitié du bassin est remplie en partie ou en totalité par une tumeur : celle-ci est indépendante de l'utérus, ainsi que le démontre un sillon de séparation qui correspond à la limite externe de l'utérus ; elle est arrondie sensiblement, du volume d'un petit œuf, une pomme, ou même plus grosse encore ; présente des rugosités, est dure, bien rarement fluctuante, quand même elle contient du pus ; elle est descendue par son propre poids sur le plancher du bassin ; elle est extrêmement douloureuse et mobile ou non, selon que des adhérences existent ou qu'elles n'ont pas encore eu le temps de se former. Cette tumeur se distingue de l'utérus par le siége qu'elle occupe ; elle n'est pas comme lui sur la ligne médiane, mais sur les parties latérales ; elle se distingue du phlegmon des ligaments larges, en ce que, dans celui-ci, la tumeur est plus uniforme, plus étendue, présente une rénitence œdémateuse, et fait en même temps une saillie aussi bien appréciable par le vagin que par le rectum. Quant à reconnaître l'ovarite de l'inflammation de la trompe, il faut bien l'avouer, c'est loin d'être facile, surtout lorsque le pavillon est tellement volumineux qu'il peut tomber dans le cul-de-sac utéro-rectal sur les parties latérales, et donner la sensation d'une tumeur qui peut atteindre le volume d'un œuf. Dans l'observation 11, on avait pu reconnaître, de chaque côté de l'utérus, deux tumeurs que l'on croyait dépendre des ovaires. Le cadavre étant ouvert et le toucher pratiqué, on put s'assurer que c'étaient les deux trompes distendues, ainsi que leur pavillon, par de la matière tuberculeuse : d'ailleurs les deux inflammations existent souvent simultanément, et le traitement, étant le même, permet jusqu'à un certain point l'inexactitude du diagnostic.

Le nombre des affections à marche chronique avec lesquelles nous aurons à faire le diagnostic de la périmétrite, dans cette même forme, n'est pas moins étendu que celui des affections aiguës. C'est ainsi que nous trouvons la congestion chronique, la métrite avec ses variétés, les déviations de l'utérus, la grossesse intra ou extra-utérine, les corps fibreux, les polypes et le cancer de la matrice, l'hydrométrie, la péritonite chronique, les phlegmons des ligaments larges, les altérations des ovaires et des trompes, telles que leur hypertrophie, leurs kystes avec toutes leurs variétés, leur dégénérescence cancéreuse ou tuberculeuse ; enfin certaines altérations des parois du bassin et les abcès par congestion.

Plus encore que dans la forme aiguë, la congestion et la métrite chroniques sont liées à quelque altération inflammatoire des annexes de l'utérus, et font ainsi partie intégrante de la maladie qui nous occupe. D'ailleurs on aura soin de rechercher si les annexes sont dans un état parfaitement sain, s'il n'y a pas eu à une époque plus ou moins reculée quelque manifestation morbide du côté de ces organes, et rarement, je le répète, on ne trouvera pas quelque maladie qui entretienne la congestion ou la métrite chronique. L'écoulement catarrhal si opiniâtre, l'un des principaux symptômes de la métrite interne, est en effet presque toujours entretenu par quelque inflammation des annexes et plus particulièrement de la trompe.

De même, pour les déviations de l'utérus, nous savons qu'elles sont déterminées par quelque affection inflammatoire primitive soit des trompes, des ovaires, du tissu cellulaire et surtout du péritoine pelvien. Quant à différencier ces déviations d'avec les tumeurs qui peuvent occuper le bassin, et que l'on peut sentir soit par le toucher vaginal, soit par le toucher rectal, rappelons seulement l'existence d'un sillon transversal au-dessus du col, au-dessus duquel se trouve une tumeur arrondie du volume et de la consistance du corps de l'utérus, et qui s'incline dans le même sens, à angle plus ou moins aigu sur le col. De plus, dans certains cas, cette tumeur est réductible avec le doigt seulement, et on sent alors qu'elle se continue directement avec le col de l'utérus. Dans les cas douteux, si la tumeur était plus volumineuse, si le doigt ne pouvait reconnaître le corps de l'utérus, qu'alors on ait recours à l'hystéromètre, après s'être informé de toutes les circonstances qui peuvent autoriser son emploi, et bientôt, d'après la direction qu'il aura suivie pour son introduction, on saura quelle est exactement la position du corps de l'utérus, et s'il est réductible ou non. Bien mieux, on pourra obtenir très-approximativement du même coup les dimensions en tous sens de la matrice, ainsi que M. Richet l'a indiqué d'une manière si ingénieuse. L'hystéromètre n'a pas contribué pour peu à faire rayer du cadre nosologique les métrites partielles si fréquentes sous le règne de Lisfranc et de son école. Nombre de fois, en effet, ces prétendues inflammations, localisées à une seule paroi de l'utérus, dont elles n'occupaient encore qu'une étendue très-limitée, et se révélant au doigt par la sensation d'une saillie arrondie, convexe, ont disparu par le fait seul de l'introduction dans l'utérus de l'hystéromètre, qui redressait aussi momentanément une flexion ou une simple courbure. Ce n'est pas de ces flexions seulement que dérivent tous les symptômes morbides que présentent les malades ; presque toujours, en effet, on rencontrera quelque altération des annexes de l'utérus. D'ailleurs ne voit-on pas tous les jours nombre de femmes avoir des déviations que le toucher fait découvrir, sans qu'elles accusent aucun trouble morbide? C'est que, dans ces cas, la périmétrite ancienne est guérie, que l'inflammation est complétement éteinte et qu'il ne reste plus que les brides et fausses membranes qui sont la preuve irrécusable d'une ancienne maladie.

Dans la chlorose, l'hystérie, on voit assez souvent chez quelques femmes une douleur vive se manifester du côté de l'utérus et présenter en cet organe les mêmes caractères que les autres manifestations névralgiques dans les autres points de l'économie. Cette douleur vive, spontanée, lancinante, réveillée par la pression du col en un point situé ordinairement en avant et à gauche, d'après M. Malgaigne (*Revue médico-chirurgicale,* 1848), se présente quelquefois avec le caractère intermittent, sous la forme de véritable accès. J'en ai vu pour ma part un exemple dans le service de M. Bernutz. La malade fut traitée par le sulfate de quinine, et aussitôt les accès disparurent avec une merveilleuse rapidité. Nous ajouterons toutefois qu'on ne doit pas admettre trop légèrement cette névralgie de l'utérus, et qu'il faut toujours bien s'assurer par la palpation, le toucher et l'examen au spéculum, de l'état de l'utérus et des organes voisins.

Des malades sont tourmentées par des douleurs vives dans l'utérus, des tranchées, qui rappellent quelquefois les douleurs de l'accouchement ; des hémorrhagies intermittentes d'abord se déclarent seulement au moment des règles, un écoulement séro-sanguinolent ou purulent, et exhalant une odeur fétide, les remplace dans leur intervalle; puis, dans des cas plus graves, les hémorrhagies deviennent continuelles, épuisent les malades, qui accusent en outre des troubles plus ou moins prononcés du côté de la miction ou de la défécation. Le diagnostic présente ici de très-grandes difficultés. Tantôt nous aurons affaire à des corps fibreux, à des kystes, à des polypes ou à une dégénérescence cancéreuse de l'utérus. Tant que la tumeur qui se développe n'apparaîtra pas au dehors de la cavité utérine, que le doigt ne pourra la toucher, il faut se tenir dans une prudente réserve. Mais arrivera un moment, où le col entr'ouvert laissera pénétrer le doigt, qui rencontrera un petit corps sphérique, mou, souple, élastique, dépressible, plutôt que fluctuant, et qui sera probablement un kyste de l'utérus. Si la vue peut l'atteindre à l'aide du spéculum, le doute n'est plus permis; on découvrira un ou plusieurs petits corps généralement arrondis, ovalaires, lisses, sans bosselures, présentant une teinte rouge foncée à leur base, tandis que leur sommet est demi-transparent.

D'autres fois, pendant la manifestation des mêmes accidents, l'utérus reste plus volumineux, irrégulier, bosselé, et le doigt rencontre, engagé dans le col ou suspendu à celui-ci, un corps d'une consistance plus ferme, ou bien, s'il fait saillie dans le vagin, renflé en forme de poire à son extrémité inférieure, étranglé à sa base par le col qui embrasse étroitement son pédicule. Ici nous avons affaire à un polype. Mais il y a d'autres circonstances où la matrice n'accouchera pas en quelque sorte de ces produits de nouvelle formation développées aux dépens de la muqueuse ou de son tissu fibro-musculaire. Au lieu de se porter au dedans de l'utérus, il arrive que les corps fibreux se développent du côté du péritoine, et viennent faire saillie sur l'une ou l'autre face de la matrice, ou bien au niveau de son bord supérieur, où ils pourront être sentis par la palpation abdominale et le toucher rectal. Généralement ces productions ont une large base et semblent être soudées, ou mieux encore faire partie du tissu utérin lui-même. Exceptionnellement, elles se pédiculisent et peuvent alors être confondues avec un kyste tubaïre ou ovarien; mais nous n'avons point à éclaircir ce diagnostic.

Quant au cancer, il est généralement d'un diagnostic plus facile, parce que le plus souvent il débute par le col de l'utérus, et qu'alors il est ainsi, dès le début, accessible à la vue et au toucher. Outre des hémorrhagies abondantes et souvent continuelles, il donne lieu à une douleur sourde, quelquefois vive et lancinante; le col est très-augmenté de volume, sa surface est inégale, bosselée, dure en certains points, molle dans d'autres; puis bientôt elle présente des irrégularités, des mamelons végétants caractéristiques, qui donnent lieu à l'écoulement d'une sanie purulente et d'une fétidité remarquable. Un autre caractère non moins important est la fixité de l'utérus, due à la propagation du cancer aux organes voisins, le vagin, la vessie et le rectum. C'est là un point trop souvent négligé, disons-le en passant, dans le traitement du cancer. C'est dans ces cas que le fer rouge, ou les tentatives d'abaissement du col, pour une opération chirurgicale, ont été souvent suivis d'une péritonite mortelle. Il peut se faire aussi que le cancer envahisse d'emblée le corps de l'utérus : longtemps alors le diagnostic restera en suspens, car on croira plutôt à l'existence d'un corps fibreux, jusqu'à ce qu'enfin le mal, gagnant le col, fournisse les symptômes caractéristiques de l'affection.

Une cause d'erreur aussi est l'inversion ou le renversement de l'utérus; mais cet accident n'arrive qu'après l'extraction violente du placenta ou après les tractions énergiques exercées pour la section d'un polype de l'utérus. En outre, la tumeur est arrondie, sans bosselures ni inégalités, et au lieu de la saillie que produit normalement l'utérus dans la cavité pelvienne, on ne sent plus qu'une dépression. Dailleurs les circonstances seules dans lesquelles se déclare cet accident ne suffiraient-elles pas pour élucider la question ?

Parlerons-nous des prolapsus utérins à leurs différents degrés, de la cystocèle, de la rectocèle ? Ne suffit-il pas de regarder, d'introduire une sonde dans l'urèthre, un doigt dans le rectum, ou de réduire la tumeur pour dissiper à l'instant toute cause d'erreur?

Quant à la grossesse simple, ai-je besoin de rappeler les signes si nombreux qui la font reconnaître? La seule difficulté qui se présente, ayant trait à mon sujet, est de distinguer la complication d'une grossesse au début, pendant une périmétrite. C'est alors qu'il faut bien s'enquérir des antécédents, explorer le col et les annexes, suivre avec soin le développement de la tumeur, tenir grand compte des symptômes généraux; et souvent encore, malgré tous ces moyens, il faudra attendre longtemps avant de pouvoir se prononcer avec certitude; car il faut bien savoir que la coexistence de ces deux états dénature en quelque sorte la physionomie ordinaire des symptômes qui se présentent dans l'état normal, de manière à enlever à chaque phénomène sa valeur diagnostique.

La grossesse extra-utérine sera une des causes d'erreur la plus fréquente, et je crois qu'on pourrait presque dire que cette erreur sera commise toutes les fois que cette variété de grossesse se présentera. D'ailleurs le fait en lui-même est si rare, il présente tant de variétés, donne lieu à tant de complications, qu'il n'est guère possible, même à l'esprit le plus sagace, de débrouiller les symptômes si nombreux, et si dissemblables, qui se manifestent dans ces circonstances. La tumeur sera rapportée tantôt à un corps fibreux de l'utérus, à un kyste de la trompe, à une altération quelconque de l'ovaire, à une péritonite partielle enkystée, à une hématocèle, et ce ne sera qu'à l'autopsie qu'on reconnaîtra la véritable cause de la péritonite à laquelle aura succombé la malade.

Trop rarement, en effet, on verra, avec le développement lent et graduel d'une tumeur pelvienne, les règles se supprimer, l'appétit et les fonctions digestives présenter les troubles ordinaires à la grossesse, en même temps que le col se ramollira, que les seins se développeront, que s'établira la sécrétion lactée, et que quelquefois de véritables douleurs expultrices se déclareront comme pour un accouchement naturel.

Dans l'hydrométrie, la tumeur fait partie de l'utérus lui-même. Elle se développe de bas en haut comme pendant la gestation, et présente une forme et une matité en tout semblables à celles que la matrice revêt dans la grossesse, avec laquelle l'hydrométrie serait donc plus facilement confondue qu'avec une périmétrite.

Quand aux affections du rectum, il ne faudra également pas négliger l'exploration de cet organe par le toucher, et c'est ainsi que l'on reconnaîtra les lésions organiques, le cancer, les polypes, les bourrelets hémorrhoïdaux, les corps étrangers, etc. etc.

Un des points les plus importants et des plus difficiles est le diagnostic entre l'hématocèle passant à l'état chronique et une périmétrite, lorsque celle-ci a donné lieu à une pelvi-péritonite, à un phlegmon des ligaments larges, ou à une inflammation des ovaires et des trompes. A ce moment en effet nous n'avons guère que les symptômes de la pelvi-péritonite.

Disons pourtant qu'une fois l'hématocèle entrée dans la période de résolution, elle suivra régulièrement cette marche, à moins qu'on n'ait affaire à cette variété étudiée surtout par M. Bernutz, dans laquelle l'épanchement de sang est dû au reflux du liquide menstruel par les trompes dans le péritoine ; mais alors on verra les symptômes reprendre momentanément la forme aiguë ; on aura, en même temps, tout l'ensemble des phénomènes de la menstruation, moins l'issue du sang par la cavité vaginale. Ces accidents se représenteront régulièrement, seront accompagnés des phénomènes de la congestion mensuelle vers les organes de la génération, et en même temps la tumeur abdominale ancienne augmentera de volume ; alors, si l'on tient compte des signes fournis par l'exploration des organes génitaux, quelquefois de l'absence des règles, de l'existence des phénomènes généraux de la menstruation, et de l'augmentation simultanée de la tumeur abdominale, il sera difficile de ne pas croire à une hématocèle. L'exploration de la tumeur par le toucher, à la dernière période de la maladie, ne fournira pas de renseignements bien précis. En effet, dans l'hématocèle, à mesure que les parties liquides du sang se résorbent, la tumeur durcit considérablement, de manière à donner non plus la sensation d'une fluctuation manifeste, ni même d'un empâtement œdémateux, mais au contraire elle d'une dureté véritablement ligneuse.

Dans la péritonite, ne se passe-t-il pas quelque chose d'analogue? les dépôts fibrineux, se déposant par leur propre poids dans la cavité pelvienne, et en donnant lieu à la formation des fausses membranes qui soudent les uns aux autres les organes du bassin, n'augmentent-ils pas d'épaisseur le péritoine, qui s'indure, ainsi que son tissu cellulaire? De plus le liquide est résorbé, et quand même il en existerait encore, on ne peut plus obtenir de fluctuation; comme dans l'hématocèle, le doigt ne rencontre plus qu'une masse dure, résistante, qui présente çà et là quelques petits noyaux arrondis. Ces petits corps ont une grande valeur pour quelques pathologistes, qui les regardent comme les traces d'une hématocèle ancienne ; malheureusement, à côté de cette opinion, nous en trouvons une autre exprimée dans le mémoire déjà cité de M. Bourdon, qui les regarde au contraire comme la preuve irrécusable d'une ancienne péritonite. Mais, si nous rappelons que l'hématocèle s'accompagne toujours de péritonite, qu'y a-t-il donc d'étonnant que les médecins aient rencontré ce symptôme dans l'une et l'autre affection? D'ailleurs n'y a-t-il pas des cas où, à l'autopsie même, le diagnostic ne pourra pas être établi rigoureusement, lorsqu'un épanchement sanguin ayant existé et la résorption en ayant eu lieu, il ne restera plus que les traces d'une péritonite?

Il faut donc bien en convenir, quand on n'a pas assisté au début des accidents, quand les symptômes des hémorrhagies internes n'ont pas été observés, quand la tumeur se résorbe naturellement, sans qu'elle se soit créé une ouverture au dehors, ou bien sans que la chirurgie soit intervenue, le diagnostic dans la forme chronique, entre la pelvi-péritonite et l'hématocèle, devient d'une difficulté mense, d'une impossibilité réelle.

Quant aux phlegmons chroniques du tissu cellulaire des ligaments larges, ils présentent également une rénitence et une dureté considérables, aussi bien au toucher vaginal qu'au toucher rectal; exceptionnellement on trouvera sur la tumeur uniformément convexe quelques points plus saillants, plus mous, où la fluctuation pourra être reconnue. Aussi conservons-nous un certain doute, quand nous voyons des auteurs parler avec autant d'assurance de ce signe dans les inflammations et les tumeurs péri-utérines, que s'il s'agissait d'un abcès sous-cutané, siégeant à la surface d'un membre; je l'ai vu manquer le plus souvent, quand même la tumeur contenait bien certainement du pus, ainsi que le démontrait la ponction. Voici d'autres caractères qui serviront mieux à faire reconnaître ces tumeurs : c'est leur fixité, leur immobilité aux parois du bassin; le déplacement qu'elles font subir à l'utérus en le repoussant du côté opposé, et en s'avançant sur lui de manière à l'englober dans leur masse; les déviations tellement étranges qu'elles font subir à la vessie que, dans certains cas, le cathétérisme de l'urèthre devient d'une difficulté réelle, en raison de son changement de direction; enfin, plus fréquemment que dans toute autre affection, si l'inflammation a gagné les parties latérales et supérieures du bassin, on voit survenir de l'œdème, de la paralysie dans les membres inférieurs, par suite de la compression des veines et des nerfs qui se trouvent compris dans le foyer de l'inflammation. Rappelons encore la tendance de la phlegmasie à s'étendre et à s'échapper du bassin, comme dans la forme aiguë, en suivant les organes qui le traversent.

Les tumeurs dues aux altérations de l'ovaire et de la trompe sont moins bien perçues par le toucher vaginal que par le toucher rectal; elles sont caractérisées par le relief arrondi, ovoïde, par les ondulations et les bosselures qu'elles présentent. Généralement situées sur les côtés de l'utérus, elles peuvent quelquefois être saisies entre la main appliquée sur le ventre, et le doigt introduit dans le rectum. Il n'est pas aussi impossible de leur imprimer quelques mouvements qu'aux phlegmons du tissu cellulaire et aux péritonites enkystées du petit bassin, sur lesquelles nous ne reviendrons plus; seulement une recommandation extrêmement importante est de ne jamais manquer d'appliquer une main sur le ventre pendant que le doigt explore ces organes. Dans un cas en effet où, pour chercher la tumeur, j'avais négligé cette précaution, je n'avais rien trouvé d'anormal autour de l'utérus, bien que l'ovaire droit eût atteint le volume d'une petite orange, et fût plein de pus; le toucher pratiqué encore sur le cadavre ne donnait rien; en effet, par extraordinaire, il n'existait aucune adhérence, et l'organe fuyait devant le doigt.

La fluctuation est encore plus difficile à sentir que dans le phlegmon du tissu cellulaire et dans la péritonite. On le comprend aisément, quand on sait combien la coque de l'ovaire est quelquefois épaissie, et présente souvent des espèces de dépôts fibro-cartilagineux, et même crétacés, en même temps qu'elle est distendue outre mesure par le liquide.

Les ovaires, et surtout les trompes, sont fréquemment envahis par la dégénérescence tuberculeuse. Je crois qu'à moins d'avoir bien exploré la poitrine, d'avoir trouvé des signes de péritonite tuberculeuse, il serait bien téméraire de porter ce diagnostic; tout au plus, ce me semble, pourrait-on en émettre la probabilité.

Quant au cancer, qui, contrairement aux tubercules, occupe plus particulièrement l'ovaire, il ne pourra guère être reconnu qu'à une période avancée de la maladie. Alors on sentira dans le bassin une tumeur dure, inégale, bosselée, irrégulière, présentant des mamelons considérables séparés les uns des autres par des sillons profonds. On pourra quelquefois reconnaître par le toucher son indépendance de l'utérus, et, dans quelques cas, découvrir son point de départ, qui sera d'un côté ou de l'autre du bassin, en arrière de l'utérus en antéversion. Ajoutons enfin à ces signes la teinte jaune-paille et les autres symptômes de la cachexie cancéreuse.

Les kystes de l'ovaire se reconnaissent en ce qu'au début il n'y a aucun trouble dans la santé générale; cependant il existe une tumeur arrondie dans la cavité pelvienne, se développant le plus ordinairement vers une partie latérale du ventre et refoulant le corps de l'utérus, tandis que le col regarde du même côté qu'elle. Elle est indolore à moins de complication, fluctuante ou non, selon le degré de distension de la poche par le liquide, et les deux mains peuvent se la renvoyer par les mouvements que nous avons déjà indiqués. A une époque plus avancée de la maladie, elle se reconnaît au contraire au volume énorme qu'elle seule peut atteindre; d'ailleurs en ce moment il n'y plus aucune ressemblance avec la périmétrite.

La trompe est aussi le siége de tumeurs analogues; mais ses kystes se reconnaissent surtout à leur excessive mobilité, en raison de la longueur de leur pédicule. J'en ai pu diagnostiquer un sur le vivant, à ce caractère : qu'on pouvait le faire glisser jusque dans la fosse iliaque droite, ou le cacher derrière l'utérus, dans la cavité pelvienne. L'autopsie a justifié le diagnostic; mais il peut arriver qu'il y ait des brides, des adhérences qui empêchent ces tumeurs de la trompe ou de l'ovaire de se porter en haut et les maintiennent fixées au petit bassin ou sur les côtés de l'utérus, de telle manière que leur développement doit se faire de haut en bas vers le vagin; on s'appuiera sur l'absence de troubles dans la santé générale, et de douleurs dans le bas-ventre. Enfin la ponction exploratrice jugerait la question.

Il n'est pas rare de rencontrer dans l'une ou l'autre fosse iliaque, après que des malades ont présenté des symptômes de pelvi-péritonite, des tumeurs arrondies, présentant une certaine mobilité, en même temps qu'elles paraissent adhérentes à quelque organe du bassin, de la matrice, les ligaments larges ou même les parois pelviennes. Ces tumeurs, que l'on peut circonscrire et embrasser par la palpation abdominale, aidée ou non du toucher, qui ne sont jamais tout à fait mates à la percussion, sont généralement constituées par une agglomération et une soudure de quelques anses intestinales. Il suffira, je pense, d'être prévenu (voy. obs. 15, déjà rapportée par M. Bernutz dans son mémoire.)

Il existe encore d'autres tumeurs du bassin qui se rencontrent dans certaines altérations des parois pelviennes. Nous signalerons les déformations du bassin, l'ostéite avec les conséquences qu'elle entraîne, le cancer, les hydatides, la dégénérescence tuberculeuse des os, le rachitisme, l'ostéomalacie, les tumeurs blanches des articulations du bassin avec les dépôts purulents auxquels elles donnent lieu. Il suffira, je pense, pour éclairer le diagnostic, de rappeler le point de départ de l'affection, l'adhérence intime qui existe entre la tumeur et les parois pelviennes, les symptômes de paralysie ou de névralgie qui se remarqueront dans la direction des nerfs qui émergent du point affecté, et l'absence de troubles du côté du système utérin; si dans les mêmes circonstances l'on rencontre des tumeurs fluctuantes, accolées aux parois pelviennes, ou se manifestant soit d'un côté ou de l'autre du vagin, du rectum, ou dans l'épaisseur de la cloison recto-vaginale, il ne faudra pas oublier d'examiner avec soin la colonne vertébrale, les articulations coxo-fémorale, sacro-iliaque et la symphyse pubienne. Ce simple examen suffira souvent pour lever la difficulté.

PRONOSTIC.

Le pronostic de la périmétrite est toujours grave, mais à des degrés très-différents. Dans la forme aiguë, en effet, on doit toujours craindre l'extension de la phlegmasie à tout le péritoine, extension qui peut rapidement entraîner la mort; d'où la nécessité d'un traitement antiphlogistique énergique. Dans les circonstances plus heureuses, lorsque l'inflammation aura été promptement éteinte, il n'en persistera pas moins, pendant longtemps encore, des phénomènes morbides qui mettront la malade dans l'impossibilité de reprendre ses occupations, en même temps qu'elle éprouvera des douleurs plus ou moins vives du côté des organes du système utérin. Nous avons en outre signalé le danger que pouvait occasionner l'ouverture spontanée d'un abcès dans la cavité péritonéale, dans un organe voisin, ou à l'extérieur. Enfin n'avons-nous pas vu comment, sous l'influence d'une cause qui, en toute autre circonstance, eût passé inaperçue, lorsque la maladie semblait toucher à sa fin, que la guérison allait être certaine, les accidents reparaissaient tout à coup avec une intensité telle, que quelquefois la mort s'en est suivie?

Le plus ordinairement la maladie, prenant la forme chronique, éternise les souffrances des malades. Nous avons vu les rechutes fréquentes auxquelles elles sont exposées; la nécessité dans ces circonstances de l'emploi du traitement antiphlogistique qui aggrave encore l'état de faiblesse et de chloro-anémie dans lequel se trouvent déjà les malades; les troubles digestifs qui se manifestent si fréquemment, et le développement si ordinaire de la diathèse tuberculeuse. La stérilité n'est-elle pas encore un résultat fréquent de la périmétrite, par suite des lésions de l'ovaire ou de la trompe? Bien heureux encore quand l'état d'intégrité des annexes d'un côté permettant une grossesse, celle-ci ou l'accouchement ne détermine pas de nouveaux accidents. Enfin, à côté de ces dangers, exposerons-nous toute la longue série des chagrins, des peines morales qu'éprouvent les malades, et qui empoisonnent leur triste existence?

TRAITEMENT.

Les moyens de traitement que l'on emploie dans la périmétrite varient selon qu'il s'agit de la forme aiguë ou de la forme chronique. Au début de la maladie, dans le premier cas, tout le monde est généralement d'accord dans l'emploi du traitement antiphlogistique. Cependant la saignée générale nous a paru rarement indiquée. Nous ne l'avons, pour notre compte, jamais vue ordonnée par nos maîtres dans les hôpitaux ; nous n'ignorons pas cependant que dans d'autres services elle est fréquemment employée. N'ayant pas été témoin de ses résultats définitifs et craignant d'augmenter l'état de chloro-anémie dans lequel se trouvent ou vont tomber les malades, nous n'oserions guère la prescrire d'une manière générale. Cependant il ne faut pas perdre de vue que le danger immédiat, et qui est immense, est la péritonite généralisée, et qu'en outre il faut autant que possible combattre énergiquement l'inflammation, pour que de bonne heure la maladie entre en une résolution franche et ne passe pas à l'état chronique. On aura donc recours à des applications de ventouses et de sangsues, qu'il faudra proportionner à l'intensité, à l'étendue de la phlegmasie, et à la résistance de la maladie. Il ne faut pas se régler sur un nombre déterminé à l'avance, il faut juger et agir d'après la marche de la maladie, et l'état de la malade. C'est ainsi que dans certaines circonstances, vingt, trente sangsues peuvent suffire, tandis que dans d'autres on peut aller à cent et au delà. Une manière de les employer, et qui nous a paru préférable dans certains cas, est leur application continue, qui, à nombre égal, produit cependant des effets plus marqués.

Le point d'application des sangsues est généralement celui qui correspond à la douleur, c'est-à-dire l'une ou l'autre fosse iliaque. Cependant à l'hôpital Saint-Antoine, quand la maladie repasse de l'état chronique à l'état aigu, ou lorsqu'il existe des symptômes de congestion utérine bien accusés, que les nouveaux accidents se déclarent à la suite d'une suppression ou d'un arrêt des règles, M. Aran les applique de préférence sur le col. Or nous pouvons affirmer qu'en agissant ainsi directement sur le système utérin, pour diminuer la congestion et l'inflammation, en suppléant à la perte sanguine qui devait normalement avoir lieu, nous avons toujours vu une grande amélioration suivre cette méthode de traitement, et jamais un seul accident.

Aussitôt après l'application des sangsues, il faudra avoir recours à des vessies renfermant des morceaux de glace que l'on renouvellera dès qu'ils seront fondus. Ce moyen est surtout bon à employer dès le début, dans les cas où s'est déclarée une pelvi-péritonite qui menace de s'étendre. Mais, comme le poids de la vessie ne pourrait être supporté, il faudra le diminuer en la suspendant, de manière qu'elle soit seulement en contact avec la paroi abdominale. Une autre condition indispensable est que la glace soit appliquée d'une manière continue; on comprend en effet comment, en vertu de la réaction qui se ferait nécessairement après la cessation de ce moyen, la phlegmasie pourrait reprendre une nouvelle intensité.

Dans les cas où l'inflammation restera plus particulièrement bornée au petit bassin, les cataplasmes de farine de lin fortement laudanisés calmeront beaucoup les souffrances; quelquefois on les remplacera avec avantage par de simples lotions laudanisées, lorsque leur poids ne pourra être supporté. Concurremment avec tous ces moyens, les frictions avec l'onguent napolitain pur ou mêlé à la moitié, le tiers ou le quart d'extrait de belladone produisent d'excellents effets. L'application de cette pommade devra être renouvelée toutes les six heures, et largement faite. Il ne faut pas oublier le but que l'on se propose, ni craindre l'hydrargyrie ou la salivation; ces symptômes sont au contraire d'un bon augure. Dans l'effroyable épidémie de fièvre puerpérale que nous avons observée à l'hôpital Lariboisière, nous avons été frappé de ce fait, à savoir: que chez les malheureuses qui succombaient au cinquième, sixième, huitième jour de la maladie, ou plus tard encore, il ne se manifestait aucune éruption; au contraire, dans les cas plus légers, bien que ces frictions fussent pratiquées de la même manière, le plus souvent, dès le troisième ou quatrième jour, apparaissait l'éruption hydrargyrique. Dans un cas entre autres, où la malade avait présenté les symptômes les plus alarmants et était regardée comme fatalement perdue, l'éruption apparut le cinquième ou sixième jour, et dès ce moment les symptômes s'amendèrent avec rapidité, et une guérison complète eut lieu.

Concurremment avec tous ces moyens, on doit établir un traitement interne.

L'opium, ce médicament héroïque employé dans un si grand nombre de maladies, trouve encore ici son indication. Il doit être administré à haute dose, pour en retirer les effets que l'on en attend, c'est-à-dire la cessation des douleurs, le ralentissement du pouls, et la résolution de l'inflammation. On peut administrer généralement de 0,20 ou 0,30 d'extrait en pilules, plutôt qu'en potion, à cause des vomissements. Je l'ai administré dans un cas en ville, sous la direction de M. Aran, à 60 centigrammes dans les vingt-quatre heures, pendant deux jours, sans qu'il se soit manifesté ni nausées, ni vomissements, ni sédation du pouls, ni contraction des pupilles; tant il est vrai que la tolérance des malades pour les médicaments est proportionnelle à l'intensité de l'état morbide.

Le calomel administré à doses fractionnées, soit mêlé à du sucre en poudre, ou incorporé à l'opium dans les pilules, est en quelque sorte le médicament classique, lorsqu'il existe quelque complication du côté du péritoine. Outre l'action purgative de ce médicament, son action manifestement altérante est d'un grand secours. Comme pour les frictions, je répéterai qu'il doit être continué un certain temps, et qu'il faut chercher à obtenir la salivation. Il est remarquable, en effet, de voir combien à l'apparition de ce phénomène les symptômes de la phlegmasie sont prompts à s'amender. Aujourd'hui plus que jamais, on doit donc insister sur cette médication, dont les excès sont moins à craindre depuis que nous avons à notre disposition le chlorate de potasse.

Je ne dirai qu'un mot du sulfate de quinine, dont l'emploi nous paraît plus particulièrement indiqué dans la périmétrite puerpérale, qui se déclare habituellement sous forme épidémique. Nous ne pouvons nous prononcer, d'après notre expérience, sur ce médicament, qui, dans les mains de M. Beau, a produit d'excellents effets à l'hôpital Cochin.

Les purgatifs, l'huile de ricin, l'eau de Sedlitz, seront d'un utile secours pour lutter contre la constipation, quelquefois si rebelle, que présentent les malades. Souvent, en effet, il existe des coliques très-vives, un état de souffrance, d'anxiété considérables, qui disparaissent avec une rapidité merveilleuse, sous l'influence d'un purgatif ou même d'un simple lavement.

Est-il besoin de rappeler avec quel soin on doit surveiller la vessie pour empêcher dans ce réservoir, l'accumulation de l'urine, qui vient alors comprimer l'appareil utérin, déterminer souvent les douleurs les plus vives, et ajouter à la congestion en gênant la circulation veineuse ?

Les bains sont d'une grande ressource dans le traitement de la périmétrite aiguë. On craint généralement trop de les administrer tout à fait au début; il est cependant incontestable que c'est quelquefois le seul moyen qui calme les malades et qui puisse leur procurer quelques instants de tranquillité.

Quant aux tumeurs liquides qui peuvent se former dans la période aiguë de la maladie, elles s'ouvrent généralement d'elles-mêmes dans le rectum, la vessie, le vagin ou l'utérus, ou se résorbent; la chirurgie ne doit intervenir que lorsqu'elles viennent faire saillie dans un point facilement accessible, et qu'elles menacent de fuser ou de s'étendre dans des régions où la présence du pus peut amener de sérieux accidents.

Dans la forme chronique, lorsque les accidents aigus auront cessé, il faudra bien se garder d'insister sur la médication antiphlogistique ou altérante. Une des complications presque constante de la périmétrite est la chloro-anémie; il faudra donc, autant que possible, avoir recours à un régime tonique, et éviter l'emploi de tout moyen qui pourrait troubler les fonctions digestives. Le médecin doit donc prescrire une bonne alimentation réparatrice, associée à l'usage modéré d'ailleurs d'un vin généreux. Nous ne prescrirons pas toutefois, comme cela se fait journellement, exclusivement des viandes grillées ou rôties, qui, fournissant peu de résidu excrémentitiel, entretiennent et augmentent la constipation habituelle; nous aurons soin d'y ajouter l'usage de légumes frais, herbacés, etc. etc.

Nous avons vu souvent le fer employé dans cette période de la périmétrite; nous lui accordons une grande valeur, et nous sommes bien convaincu que, dans la majorité des cas, il rend d'immenses services, surtout lorsqu'il est administré méthodiquement, à petites doses intermittentes, mélangé à un peu de rhubarbe ou à une poudre amère excitante de l'estomac. Cependant nous croyons que quelquefois, en voulant s'adresser trop à l'état chloro-anémique, on tombe dans un autre excès. N'est-il pas possible, en effet, qu'en continuant trop longtemps cette médication, on ne trouble les fonctions digestives; qu'en redonnant au sang une plasticité plus grande, on ne rende les règles plus difficiles, et que par la congestion, qui se manifestera alors d'une manière plus intense du côté de l'appareil utérin, on entretienne ainsi la phlegmasie chronique? Nous avons vu, en effet, des malades atteintes de périmétrite, à cause de l'écoulement qu'elles présentaient du côté des organes génitaux, bien que la santé ne fût pas sensiblement altérée, et qu'elles ne présentassent pas de bruit de souffle ni au cœur ni aux vaisseaux du cou, prendre du fer depuis des mois entiers, et en quantité d'autant plus grande que les règles étaient plus douloureuses; mais, en interrogeant ces malades, on apprenait que les menstrues étaient accompagnées de caillots, que le sang était souvent noir, foncé en couleur. Dans deux circonstances entre autres, nous avons suspendu la médication ferrugineuse; nous l'avons remplacée par la médication alcaline, au moins quelques jours avant les règles, et celles-ci ont apparu sans douleurs, formées de sang liquide et sans caillots. Nous nous proposons, d'ailleurs, d'étudier ce point de thérapeutique avec de plus longs détails dans un prochain mémoire.

Quant à la médication iodée à l'intérieur, dans certains cas elle peut être employée avec succès; mais encore ici je dois ajouter une condition : il ne faut pas la continuer trop longtemps, surtout si l'on voit survenir des troubles gastriques et l'amaigrissement.

De même pour l'opium : à cette période de la maladie, je crois qu'il faut être sobre dans son emploi, bien que les malades se plaignent de souffrir toujours dans le bas-ventre et d'être privées de sommeil. Il ne faut pas oublier que non-seulement ce médicament exerce une grande influence sur les fonctions de l'estomac, mais qu'il trouble les digestions et entretient la constipation; c'est ainsi que contrairement à ce que nous avons remarqué dans la période aiguë des accidents, après l'usage de l'opium à petite dose, mais continue, nous avons vu survénir fréquemment de la céphalalgie, de la perte d'appétit et des vomissements. D'ailleurs il y a d'autres substances qui rempliront mieux l'indication, la belladone en particulier, en raison de son action purgative, et d'autres moyens externes; ce sont, en première ligne, les vésicatoires volants, soit simples, soit pansés avec un sel de morphine, et fréquemment renouvelés; les frictions irritantes à l'huile de croton, le badigeonnage à la teinture d'iode, quelquefois de simples sinapismes ou des cataplasmes arrosés d'une cuillerée d'essence de térébenthine. Nous ne conseillerons ni les frictions stibiées ni les cautérisations au fer rouge sur la peau; nous ne les croyons pas plus efficaces que les moyens irritants que nous venons d'énumérer, et de plus elles ont l'immense inconvénient de laisser des cicatrices indélébiles qui peuvent, dans certaines circonstances, devenir le siége de kéloïde.

L'hydrothérapie vient encore nous apporter une foule de moyens dont l'efficacité ne peut être méconnue par personne. Outre les bains généraux et les bains de siége tièdes ou frais, simples ou additionnés de substances médicamenteuses salines, sulfureuses, alcalines, ferrugineuses ou iodurées, nous avons les frictions sur tout le corps, avec une éponge trempée dans l'eau froide, avec le drap mouillé; l'application de compresses froides sur le ventre, et enfin les douches générales ou partielles, avec toutes les modifications qu'on leur a données dans les établissements hydrothérapiques. Ces derniers moyens, nous le savons, sont d'un emploi difficile dans la pratique civile; ils ont été l'objet d'études sérieuses que nous n'oserons commenter, et il est à regretter qu'ils ne puissent être à la portée de toutes les malades, qui en retireraient cependant les plus grands avantages.

Pour suppléer aux douches intérieures, il existe un appareil à irrigation, d'une application facile, et que chaque malade peut employer elle-même. Ce moyen rend d'utiles services non-seulement en baignant le col de l'utérus et le fond du vagin, mais en entraînant les mucosités fétides, quelquefois irritantes, qui s'échappent de l'utérus, en même temps qu'il calme les douleurs péri-utérines et modère l'inflammation consécutive aux cautérisations pratiquées sur le col.

Les lavements sont aussi d'excellents moyens et qui suffisent quelquefois pour apporter un grand soulagement non-seulement en combattant la constipation, mais en agissant quelquefois par leur température. C'est ainsi que nous avons vu des lavements froids, administrés au moment de se mettre au lit, faire taire les douleurs et les élancements, permettre aux malades de s'endormir d'un bon sommeil, alors que ni les bains ni les vésicatoires n'avaient pu produire ce résultat.

Nous arrivons enfin aux moyens employés directement sur le col et qui forment le fond du traitement d'un grand nombre de médecins. On devine aisément, d'après notre manière d'envisager les affections utérines, que nous ne devons point partager cette opinion. Les altérations du col, et en particulier les ulcérations, ont une importance bien trop secondaire dans la maladie qui nous occupe, pour que tous nos efforts et toutes nos ressources thérapeutiques soient dirigés contre ces lésions, comme si c'était d'elles que découlent les troubles morbides, et comme si, une fois cicatrisées, la malade entrait en convalescence. C'est une erreur contre laquelle nous nous élèverons de toutes nos forces, et nous sommes profondément étonné de voir comment une aussi grande vérité ne peut être reconnue de tous les praticiens. En effet, nous ne le tairons point, nous avons souvent rencontré des malades atteintes depuis longtemps de périmétrite, qui avaient déjà passé dans plusieurs services des hôpitaux où on les avait cautérisées soit avec le nitrate d'argent, le nitrate acide de mercure, etc. etc., et d'où on les avait ensuite renvoyées comme guéries, parce que l'ulcération n'existait plus. Cependant les malades souffraient toujours, ne pouvaient reprendre leurs occupations, avaient toujours les mêmes élancements, les mêmes souffrances dans le bas-ventre ; et le col, exempt, de toute ulcération, avait à peu près son volume normal. Mais, si alors on pratiquait le toucher, on rencontrait bientôt une rénitence diffuse, quelquefois une tumeur véritable autour de l'utérus qui était englobé dans une gangue inflammatoire (voy. obs. 3).

Nous n'accorderons donc qu'une importance bien secondaire à tous les moyens topiques journellement appliqués à la surface du col de l'utérus. En effet, il faut avoir alors recours au spéculum, et son introduction toujours douloureuse est quelquefois impossible ; c'est ce qui fait qu'au lieu de l'application de substances calmantes comme le laudanum, astringentes comme l'alun en poudre, l'écorce de chêne pulvérisée, la poudre de cachou, le tannin, etc. etc., nous préférons, au moins dans toute la période de transition de l'état aigu à l'état chronique, les injections de même nature, que la malade pourra toujours s'administer elle-même.

Cependant il y a des cas où le col est plus volumineux, plus profondément ulcéré et offre une surface plus largement étendue, d'où suinte un liquide sanguinolent, d'une odeur fétide, qui irrite les parties génitales externes et fatigue beaucoup les malades. C'est dans ces cas que l'on a surtout préconisé les cautérisations profondes, soit avec la pâte de Vienne, le caustique Filhos, le cautère actuel ou le charbon incandescent de M. Bonnafond. On ne peut nier que ces cautérisations énergiques ne rendent de très-grands services ; mais il ne faut pas croire qu'elles soient exemptes de tout danger, comme on l'a trop généralement répandu. Il faut bien s'assurer, au moment de les pratiquer, qu'il n'existe autour de l'utérus aucune inflammation sourde, qui n'attend qu'une occasion de se développer, et qui peut prendre alors des proportions tellement grandes que la mort peut s'ensuivre ; puis, immédiatement après la cautérisation, il faudra placer la malade sous une irrigation continue de deux ou trois heures de durée, et on la répétera plusieurs fois ainsi, pendant les premiers jours qui suivront la cautérisation, et peut être pourra-t-on par ce moyen prévenir la péritonite que M. Bernutz à vu deux fois succéder directement à deux cautérisations avec la pâte de Vienne, et être suivie de mort. Pour nous, nous en avons observé un exemple non moins remarquable par l'intensité des symptômes que par la terminaison, et que nous avons rapporté plus bas (voy. obs. 14).

On a aussi préconisé contre les écoulements de la cavité du corps de la matrice les cautérisations intra-utérines soit avec un crayon que l'on portait directement dans la cavité de l'utérus, ou une solution que l'on y injectait. Cette méthode ne donne lieu ordinairement qu'à des accidents de peu d'importance; mais on a cité des exemples où la mort par péritonite généralisée en avait été suivie. Peu importe l'explication qu'on en ait donnée, que la péritonite se soit déclarée ou non par suite de la pénétration du liquide injecté dans la cavité péritonéale, ou par l'inflammation qu'aurait déterminée la substance au sein de l'utérus et qui se serait ensuite étendue au péritoine par continuité de tissu, il n'en est pas moins vrai que ces moyens sont dangereux, et pour notre compte nous n'oserions guère les employer.

De même pour remédier aux déviations de l'utérus dans la périmétrite, nous n'aurons recours ni à l'hystéromètre, ni aux différents redresseurs. Nous ne pouvons entrer dans tous les détails de la discussion que nécessiterait cette méthode de traitement; ce sujet à lui seul pourrait être l'objet d'une thèse inaugurale; je me bornerai seulement à rappeler que plusieurs fois la mort a suivi l'emploi de ces moyens, et que les effets curatifs sont loin d'en être parfaitement démontrés.

Quant aux pessaires, d'une manière générale nous recommanderons ceux qui sont d'une consistance plus molle, plus élastique; mais souvent ils seront difficilement supportés, les malades seront obligées de les quitter, et quelquefois leur application entraînera des accidents.

J'arrive enfin à la partie chirurgicale du traitement. Faut-il ou non ouvrir les tumeurs pelviennes, et dans quelles circonstances? Généralement il faut en abandonner la guérison à la nature, en raison de la difficulté du diagnostic, et de l'incertitude sur le résultat de l'opération. Cependant dans la forme aiguë, lorsque la tumeur vient faire une saillie considérable dans le vagin, dans le rectum, à la partie supérieure du pli de l'aine, si surtout elle est manifestement fluctuante, si la malade a eu des frissons erratiques, irréguliers, si elle pâlit, maigrit, s'il survient de la diarrhée, et que rien ne fasse supposer que la tumeur doive bientôt s'ouvrir spontanément, on pourra faire une ponction avec le trois-quarts ou le bistouri, après avoir ou non provoqué des adhérences au moyen d'un caustique, selon les points où l'opération sera pratiquée. Un écueil à éviter est l'introduction de l'air, qui engendrerait la putridité dans le foyer. Il faudra s'entourer de toutes les précautions possibles pour prévenir ces accidents, et si néanmoins, se manifestaient des symptômes de putridité, avoir recours à des injections d'eau simple, légèrement chlorurées ou iodées, en ayant soin de les renouveler plusieurs fois par jour, et de les administrer avec une extrême douceur, dans la crainte de rompre les parois du kyste, et de faire pénétrer le liquide dans la cavité du péritoine.

Dans la forme chronique, on ne devra également se livrer à une pratique chirurgicale que lorsque la tumeur sera facilement accessible, que le diagnostic en sera bien établi, et que des indications formelles se présenteront, telles que la gêne de plus en plus marquée du côté de la défécation et de la miction, le volume graduellement plus considérable de la tumeur, quelquefois des frissons erratiques, de la perte d'appétit, en un mot des symptômes de dépérissement, car alors la malade pourra succomber par le fait de la résorption des matières contenues dans la tumeur; et si on attend plus longtemps, et qu'on se décide enfin à agir, l'état général sera tellement mauvais, que l'infection putride se déclarera presque inévitablement. Heureusement, dans l'immense majorité des cas, sous l'influence des moyens purement médicaux, ces tumeurs se vident spontanément dans un organe voisin ou entrent en résolution.

OBSERVATION Ire (1).

Hystérie, dysménorrhée; cessation des accidents hystériques, lorsque la malade devient enceinte; accouchement laborieux suivi, au bout de peu de jours, d'une métro-péritonite, dont les accidents s'amendent sous l'influence d'émissions sanguines, mais persistent sous forme latente pendant cinq mois. A cette époque, réapparition des règles, retour à l'état aigu des accidents; entrée de la malade dans le service de Valleix, où l'on constate l'existence d'une collection purulente, qui bientôt se vide par le rectum. A peine sortie de l'hôpital, la malade voit reparaître les accidents; elle vient dans le service de M. Nonat, qui constate l'existence de phlegmons péri-utérins. Soulagée, elle sort pour rentrer dans le service de M. Valleix, qui, au bout de quelque temps, applique, à deux reprises différentes, un redresseur utérin, pour combattre les douleurs éprouvées par la malade, et qu'il rapporte à la rétroversion existante à cette époque. Cessation de l'emploi de ce moyen, à cause des accidents locaux qu'il détermine et de la réapparition d'accès hystériques excessivement graves et fréquents. Concurremment à ces attaques d'hystérie, douleurs pelviennes et existence de tumeurs péri-utérines, pour lesquelles la malade entre successivement dans le service de MM. Gendrin, Nonat, Briquet; amendement des accidents, coïncidant avec la cessation symptomatique des règles, disparition complète des douleurs, amenée par les progrès de la phthisie pulmonaire. — Cette femme vient, pour cette dernière maladie, dans mon service, où elle succombe cinq ans après l'accouchement, auquel elle attribue tout son mal. — Cavernes pulmonaires; ulcérations tuberculeuses de l'intestin; péritoine abdominal proprement dit ne présentant que deux adhérences anciennes, pour ainsi dire insignifiantes. Au contraire, adhérences péritonéales réunissant entre eux tous les organes contenus dans le bassin, et ceux-ci au péritoine pelvien. Tuberculisation des ovaires; tissu cellulaire de l'utérus et des ligaments larges sain; dilatation des vaisseaux des ligaments larges.

«Marie-Sophie B....., âgée de 25 ans, entra à l'hôpital de la Pitié, salle Saint-Charles, n° 37, le 15 janvier 1853. Cette jeune fille, d'une constitution lymphatique, est malade depuis un an. Dans son enfance, elle a eu des attaques épileptiformes, qui sont devenues des attaques d'hystérie à l'âge de 19 ans et demi, époque où le flux menstruel s'est établi; celui-ci est irrégulier et provoque des douleurs analogues à celles de l'accouchement, il est accompagné de flueurs blanches abondantes et d'une gastralgie intense.

«A l'âge de 12 ans, cette fille fut prise d'une incontinence d'urine, suite probable d'une mauvaise nourriture et du régime sévère d'une maison religieuse, où elle résidait alors. Cette incontinence disparaît à l'âge de 22 ans, époque où commença une grossesse difficile, compliquée de palpitations, d'étourdissements, etc. etc.

«La couche est très-laborieuse; une inflammation utérine se déclare, et

---

(1) Voy. observation 4 du mémoire de MM. Bernutz et Goupil (*Archives générales de médecine*, 5e série, t. IX, p. 420, année 1857.

arrête l'écoulement des lochies. A deux reprises différentes, on appliqua 20 sangsues sur le bas-ventre. Les règles ne reparurent que cinq mois après l'accouchement, et c'est alors que commencèrent les douleurs du bas-ventre.

«En quittant la Maternité, cette malade essaya de se soigner chez elle; mais elle entra bientôt dans le service de M. Valleix, en avril 1852. Elle était très-faible et pouvait à peine marcher; la fièvre persistait, violente, depuis l'accouchement, et de plus, il y avait une diarrhée intense; pendant deux mois et demi, M. Valleix employa les sangsues, les ventouses, les lavements laudanisés, les applications de chloroforme. La malade était arrivée à un degré de faiblesse extraordinaire; car la diarrhée continuait; de plus un abcès s'était formé dans le bassin et s'était ouvert par le rectum. Toutefois les douleurs de ventre avaient diminué. Trois jours après sa sortie, cette malade, voyant ses souffrances reprendre la même intensité, entra une première fois dans mon service. Je commençai bientôt le traitement des tumeurs péri-utérines, au moyen des saignées générales, des sangsues, des lavements laudanisés, de l'opium, etc.

«Après six semaines de traitement, cette femme allait beaucoup mieux, lorsqu'elle voulut sortir, sous prétexte qu'on ne lui donnait pas assez d'aliments; elle retourna dans le service de M. Valleix. Là, les sangsues, les vésicatoires, les lavements laudanisés, sont employés de nouveau pendant un mois : alors M. Valleix, pour obvier à une rétroversion, appliqua son redresseur utérin. Aussitôt le ventre se gonfle; une perte considérable survient, accompagnée de douleurs intolérables. Au bout de trois jours, l'instrument est retiré, à cause d'une attaque d'hystérie qui survient, la première depuis l'accouchement. Quelques jours plus tard, le redresseur est réappliqué: réapparition des mêmes accidents, et attaques d'hystérie, qui reviennent désormais tous les jours. Peu de jours après, M. Valleix la renvoie, considérant ces douleurs comme névralgiques.

«Cette femme, se sentant toujours malade, entre dans le service de M. Gendrin, qui, pendant trois mois, combat l'affection hystérique, dont les attaques sont journalières au moyen des affusions froides et d'une multitude d'antispasmodiques.

«Elle quitte ce service, et entre enfin pour la deuxième fois dans ma division. Le 16, la malade souffre beaucoup et se trouve très-faible.

«Elle est en proie à une fièvre intense, accompagnée de délire; le ventre est tendu, douloureux; en déprimant les parois de l'abdomen, on sent très-bien dans les fosses iliaques, surtout à droite, une tumeur dure, fixe, très-douloureuse; le toucher vaginal est difficile, à cause des douleurs; l'utérus est en rétroversion marquée; le col est gros, engorgé.

«En portant le doigt à droite, on trouve dans le ligament large une tumeur de la grosseur d'un œuf de poule, fixe, adhérente à l'utérus, très-douloureuse au toucher ; à gauche on trouve une tumeur présentant les mêmes caractères, mais moins grosse.

«On ne peut constater si les deux tumeurs sont distinctes ou unies entre elles. Il existe, du reste, une gastralgie intense, et les attaques d'hystérie sont journalières. Il y a aussi un bruit de souffle dans les carotides. On donne un julep, des bouillons, et on applique 15 sangsues sur le ventre. Le 17, comme la fièvre est toujours intense, on fait une saignée de 150 grammes. Le 21, large vésicatoire sur la fosse iliaque droite ; on en met un autre sur la fosse iliaque gauche ; et, à la fin du mois, la malade éprouve un mieux sensible ; le ventre est moins douloureux, et cette femme demande à manger. — Manuluves ; une portion.

«Le 11 février, une recrudescence des douleurs à droite est combattue par un nouveau vésicatoire. Le 12, on sent, à la surface de la tumeur, des artères assez volumineuses qui vont sur l'utérus ; ces tumeurs ont un peu diminué. Le 15, les douleurs sont revenues avec toute leur intensité, par suite d'une imprudence de la malade. (15 sangsues.) Le mieux revient jusqu'au 28, jour où la fièvre reparaît ; l'abattement est considérable, les douleurs sont intenses. — 15 sangsues sur le bas-ventre.

«On renouvelle cette émission sanguine le 2 mars. Dès le 7, les douleurs du bas-ventre ont disparu ; mais, comme l'estomac est douloureux, on fait appliquer un vésicatoire à l'épigastre.

«A partir du 14, les attaques d'hystérie reviennent fréquemment : si, dans une autre division, une malade quelconque avait une attaque, aussitôt notre malade avait une attaque semblable ; ces scènes se renouvelaient tous les jours.

«Alors je prescrivis les potions éthérées, et les lavements d'asa fœtida (5 gr.) et de valériane à haute dose. Le 21 mars, on constate que le col est porté obliquement en arrière ; l'utérus, qui était en rétroversion, est aujourd'hui en antéversion. Ce mouvement de bascule s'explique, quand on réfléchit que l'utérus était maintenu en rétroversion uniquement par les deux tumeurs qui le fixaient en arrière ; ces tumeurs ont beaucoup diminué, et ont rendu à l'utérus sa mobilité première. Les jours suivants, continuation des attaques malgré les hautes doses d'asa fœtida ; de grandes douleurs dans le ventre nécessitent l'application de 15 sangsues le 28 mars. Le 1er avril, arrivée du flux menstruel, redoublement des attaques d'hystérie. Le 4, après les règles, survient un phénomène remarquable : c'est l'anesthésie générale de la peau ; la surface toute entière du corps devient insensible ; malgré l'opium, le chloroforme, le sous-nitrate de bismuth, les attaques deviennent de jour en jour plus fortes et plus fréquentes. Jusqu'au 25, on donne jusqu'à 10 pilules d'opium par jour ; on fait sur le ventre des frictions avec une pommade composée d'onguent mercuriel et de belladone.

«Le 25 mai, cette malade prenait 27 pilules d'opium dans les vingt-quatre heures.

«Enfin, voyant que les attaques d'hystérie ne diminuaient ni d'intensité ni de fréquence, j'engageai cette malade à quitter momentanément l'hôpital, où chaque événement était l'occasion d'une attaque nouvelle; en outre, j'espérais que cette malade reprendrait des forces qui la rendraient capable de supporter le traitement nécessaire pour l'affection utérine. Un fait bien remarquable, c'est qu'aussitôt après son départ, cette malade vit disparaître ses accidents hystériques. De plus, en l'absence de tout traitement, les tumeurs péri-utérines continuèrent à diminuer de volume, quoique bien lentement. Cette femme revint me voir plusieurs fois : elle allait de mieux en mieux, et les attaques n'étaient plus revenues. Cependant la métrite interne n'avait pu encore être attaquée, et c'était un point important pour la guérison complète de la maladie.

«Cette femme, qui avait un grand courage et qui était décidée à tout pour se guérir, revint encore dans mon service. Mettant à profit les forces qui lui étaient revenues, je recommençais le traitement de l'affection utérine, lorsque cette malade, malgré ma recommandation, voulut sortir subitement pour aller soigner une vieille dame malade. Au bout de trois mois, après la mort de cette dame, notre malade rentra à l'hôpital; mais, victime de son dévouement, elle avait contracté une maladie tuberculeuse des poumons. Je dus alors renoncer à traiter jusqu'au bout l'affection utérine; je fis quelques cautérisations pour tranquilliser cette malheureuse femme, et je dus bientôt l'engager à s'éloigner de l'hôpital. (Ces renseignements sont donnés par M. Nonat lui-même.)

«Quelques jours après cette sortie du service de M. Nonat, cette malade est reçue, le 31 août 1856, salle Sainte-Marthe, n° 2, dans mon service, qui, à cette époque, était fait par M. Boucher de la Ville Jossy, où je la trouve, le 2 novembre, en revenant de congé.

«Cette femme, d'une constitution détériorée, maigre, pâle, en proie à une fièvre hectique intense, présente tous les signes d'une tuberculisation à marche rapide, occupant non-seulement les poumons, où existent des cavernes très-étendues, mais occupant aussi les intestins et donnant lieu à une diarrhée abondante, réfractaire à tous les moyens mis en usage, et à une aménorrhée datant de sept mois.

«Cependant la pression abdominale ne détermine que des douleurs très-modérées, même dans les fosses iliaques, qui antérieurement ont été le siége de souffrances cruelles, dont la malade fait un récit probablement trés-exagéré, puisqu'elle porte à 900 le nombre de sangsues qu'on lui aurait appliquées dans les différents services qu'elle a successivement parcourus depuis le début de son mal, qui remonte à cinq ans.

« Le toucher fait constater que le col utérin, d'un petit volume, occupe sa position normale, mais qu'il est cependant très-légèrement entraîné à gauche, comme le fait voir le croquis pris pendant l'exploration, de telle sorte que son orifice regarde obliquement la paroi correspondante du vagin.

« L'utérus fait suite au col, et ne présente également aucune déviation sensible ; mais il est maintenu immobile par des adhérences nombreuses, qu'on sent très-distinctement dans les culs-de-sac latéraux et postérieurs.

« On trouve les mesures suivantes :

De l'orifice vaginal	au col	0,053
—	au cul-de-sac antérieur	0,056
—	au cul-de-sac postérieur	0,067
—	au cul-de-sac droit	0,059
—	au cul-de-sac gauche	0,059

« Cet état des organes génitaux, qui ne s'accompagne d'aucun écoulement notable, reste le même, et la malade ne se plaint pas de souffrances pelviennes, jusque vers le 12 décembre, où elle est reprise d'une douleur assez vive, occupant la fosse iliaque droite, semblable, dit-elle, à celle qu'elle ressentait autrefois, mais beaucoup moins intense. Cette douleur, qui augmente à la pression de la région endolorie, ne l'est pas sensiblement par le toucher, qui ne fait constater aucun changement notable dans l'état des organes génitaux. La douleur se calme les jours suivants, quoique la diarrhée augmente encore d'abondance, devienne excessive, mais sans rendre moindre la dyspnée, qui, au contraire, devient telle qu'il s'établit une asphyxie lentement progressive, dans laquelle la malade succombe dans la soirée du 25 décembre 1856.

Autopsie faite quarante-huit heures après la mort, par un temps moyennement froid et humide ; le cadavre, émacié, est bien conservé.

« Le cuir chevelu, les os du crâne, l'arachnoïde, le cerveau, le cervelet, la protubérance, la moelle allongée, les ventricules cérébraux, paraissent sains. Il n'y a à noter, dans l'examen de l'encéphale, qu'une suffusion séreuse modérée ; il n'y a en particulier, dans aucun point, soit de l'encéphale, soit de ses enveloppes, apparence aucune de tubercules.

« Le sommet de chacun des poumons, assez fortement adhérent à la plèvre, est creusé d'immenses cavernes tuberculeuses, remplies d'un liquide purulent ; les lobes inférieurs sont fortement congestionnés.

« Le cœur, d'un petit volume, est sain.

« Les parois abdominales sont saines ; on ne trouve pas de sérosité en quantité notable dans cette cavité, dont le péritoine offre un état tout différent soit dans sa portion abdominale proprement dite, soit dans sa portion pelvienne. Dans la première, limitée inférieurement par un plan fictif, qui du pubis irait à l'articulation des deux dernières vertèbres lombaires entre elles, le péritoine n'offre à noter que : 1° deux adhérences anciennes, blanchâtres, falciformes, lâches, interposées entre les parois abdominales et la face interne et antérieure du côlon ascendant, à l'union du tiers inférieur et du tiers moyen, et 2° la tension de l'épiploon, qui forme comme une espèce de voile étalée triangulaire, dont le sommet tronqué plonge dans la partie gauche du bassin, où nous décrirons les adhérences fermes, solides, qu'il présente au ligament large gauche de l'utérus et à la vessie, après avoir indiqué rapidement l'état des organes abdominaux.

« Le foie, très-volumineux, est passé à l'état gras.

« La rate, petite, est saine ; les reins, anémiés, sont sains ; ganglions mésentériques tuberculeux, notamment ceux qui, situés à droite de l'angle sacro-vertébral, remontent accolés au bord interne de la partie inférieure du côlon ascendant.

« C'est là surtout, mais principalement dans le cæcum, qu'on trouve nombreuses les ulcérations tuberculeuses que présente le tube digestif, et qui, dans le cæcum, sont aussi confluentes que possible, mais sans qu'aucune d'elles soit perforante. Il faut noter que le cæcum plonge par son bord postérieur et interne dans la partie droite de la cavité pelvienne, et là vient s'unir au ligament large par une adhérence circulaire, de l'étendue à peu près de 1 centimètre et demi carré, qui est jaunâtre, molle, de date assez récente, et dont la formation semble avoir été indiquée, dix jours avant la mort, par le retour en ce point de douleurs semblables à celles que la malade a éprouvées si longtemps.

« Il résulte de cette adhérence, qu'on voit le cæcum à droite, l'épiploon à gauche, venir se confondre avec toutes les adhérences péritonéales, qui ne semblent plus faire qu'un tout de la vessie, des organes génitaux, et de la fin de l'*S* iliaque, adhérences qui cependant sont beaucoup plus intimes à gauche qu'à droite, ainsi que nous allons l'exposer d'une manière plus circonstanciée.

« La vessie, au sommet et à gauche (mais postérieurement) de laquelle adhère la plus petite et la plus antérieure des extrémités de l'épiploon, est saine ; elle offre seulement un épaississement notable du feuillet péritonéal qui la recouvre, et qu'on peut parfaitement disséquer et séparer dans toute son étendue, sans qu'on trouve au-dessous de lui aucune induration du tissu cellulaire du cul-de-sac vaginal. Le cul-de-sac vésico-utérin est beaucoup moins profond qu'à l'ordinaire, non-seulement par la réunion des deux lames de l'extrémité inférieure du V péritonéal, mais par l'existence de brides celluleuses qui, de la face antérieure de l'utérus, se rendent à la face postérieure de la vessie, et dont l'une, médiane, plus considérable que les autres, insérée perpendiculairement aux deux tiers de la hauteur de l'utérus, d'un aspect semblable à celui du ligament suspenseur du foie, semble être un ligament suspenseur de l'utérus.

«Le péritoine qui revêt la face antérieure de l'utérus, blanc opalin, de plus de 1 millimètre d'épaisseur, est encore doublé extérieurement par un filet celluleux, qu'on voit manifestement, par la dissection, être l'expansion du bord droit assez large de l'épiploon, qui, après avoir adhéré postérieurement à l'angle gauche de l'utérus, et antérieurement à la vessie, vient, par une inflexion anguleuse, s'étaler dans le cul-de-sac vésico-utérin. Cet épanouissement épiploïque, intimement uni en arrière au péritoine utérin, duquel partent en avant les brides celluleuses vésico-utérines, se perd à droite dans les adhérences péritonéales, qui forment comme une espèce de plancher fibro-celluleux, qui remplit l'excavation pelvienne droite, et sur lequel vient, en y adhérant, reposer le cæcum. Ce plancher est creusé de cinq gouttières disposées en éventail, de profondeurs inégales, dont la plus considérable, plus profonde que les antérieures, formée par l'aileron postérieur du ligament large, présente cette particularité, que les adhérences qui forment cette partie du plancher morbide sont là très-fines, et laissent voir par transparence un petit kyste que la dissection nous montrera interposé entre l'ovaire et une des sinuosités de la trompe. Le bord postérieur de cet aileron est uni à l'angle droit de la troisième courbure de l'*S* iliaque par des adhérences celluleuses, lamelleuses, au-dessous desquelles on trouve une petite cavité pyramidale, qui représente le seul vestige du cul-de-sac recto-utérin, dans lequel on voit, libre de toute adhérence, une portion assez étendue de la partie droite de la face postérieure de l'utérus.

«On trouve au contraire très-adhérente au rectum toute la partie gauche de cette face postérieure de l'utérus, ainsi que tout le bord postérieur de sa face supérieure; mais cette adhérence, assez solide, bien que formant une lame celluleuse, continue, interposée à l'utérus d'une part, et d'autre part au rectum et à l'*S* iliaque, ne détermine pas de rétroversion marquée.

«Cet organe offre seulement, et même à peine sensible, un léger mouvement de bascule, dû à la présence de l'espèce de tumeur que forme le ligament large gauche, qui repousse à droite, mais à peine, l'angle gauche de l'utérus.

«Ce ligament large, auquel s'attache supérieurement la plus grande partie de l'extrémité inférieure de l'épiploon, ses différents ailerons, ceux-ci entre eux, et l'aileron postérieur aux courbures de l'*S* iliaque et au rectum, de manière qu'il n'y a plus de trace à gauche de la cavité pelvienne. Les adhérences de ce ligament large gauche à l'*S* iliaque sont celluleuses, tandis qu'on trouve fibreuses, blanches, criant sous le scalpel, celles qui de ce ligament large vont au rectum, qui, à ce niveau, forme une sorte d'ampoule latérale gauche, inverse de l'ampoule latérale droite, qu'on trouve au niveau de la troisième courbure de l'*S* iliaque.

«Après cette description topographique, nous avons dû, par une dissection attentive, examiner chacun de ces organes et le tissu cellulaire sous-péritonéal de chacun d'eux.

«Ainsi nous avons disséqué le péritoine utérin; nous n'avons trouvé aucune induration dans le mince feuillet celluleux qu'on voit sous-jacent au péritoine, sur les faces antérieure et postérieure du col, mais qui devient si rare sur le corps, qu'il nous a été impossible bientôt d'isoler la séreuse du tissu utérin proprement dit, malgré l'épaississement que présentait le péritoine. Les parois de cet organe, dont la forme est normale, sont saines; l'antérieure offre 0,062 de longueur et 0,012 d'épaisseur, la postérieure 0,060 de longueur sur 0,015 d'épaisseur; la cavité, de 0,054 de hauteur, est saine, tapissée d'une muqueuse d'un blanc grisâtre dans le corps, rosée dans le col, mais offrant une injection notable à l'orifice même du col et limitée à cette partie.

«La trompe gauche, très-flexueuse, est cependant, après son déplissement, perméable dans toute sa longueur, de telle sorte que nous avons pu la fendre et la suivre jusque dans la corne utérine. Elle contient une certaine quantité de mucus légèrement crémeux, d'un blanc de lait un peu jaunâtre. La muqueuse, d'un blanc grisâtre jusqu'à sa dilatation ampullaire, tomenteuse et d'une teinte plus foncée dans le pavillon, nous a paru saine; cependant le pavillon adhère complétement et d'une manière intime à l'ovaire.

«Il en est de même de la trompe droite, que nous avons pu fendre jusqu'au moment où elle pénètre dans le tissu utérin, où nous l'avons perdue, bien qu'un instant auparavant nous ayons pu constater aussi la perméabilité de cette partie de la trompe. Elle forme, comme sa congénère, en arrière de l'ovaire, de nombreux replis, entre l'un desquels se trouve interposé à l'utérus en dedans, et à l'ovaire en avant, le petit kyste séreux à parois minces, diaphanes, de la grosseur d'une noisette, que laissait voir la transparence des fausses membranes, à la partie interne de l'aileron postérieur du ligament large droit. Ce petit kyste, indépendant de l'ovaire, peut s'isoler facilement de la trompe, à laquelle il tient par des tractus de tissu cellulaire; c'est après l'avoir circonscrit en arrière que la trompe vient, en se contournant, adhérer d'une manière intime à l'ovaire.

«Ces deux organes contiennent tous deux des tubercules crus, qui rappellent parfaitement, par leurs caractères, ceux qu'on observe dans le testicule chez l'homme. L'ovaire droit, ayant 3 centimètres de longueur, sur 0,007 de hauteur et 0,006 d'épaisseur, enveloppé de sa coque fibreuse, d'une consistance normale, est accolé, par son extrémité interne, au bord droit de l'utérus, et maintenu par le ligament utéro-ovarien assez notablement épaissi. La coupe de cet organe montre, au milieu de son tissu d'un rouge-brun assez vif, deux petits noyaux, de la grandeur chacun d'un gros grain de chènevis, ayant tous les caractères de granulations tuberculeuses pulmonaires un peu grosses, et à côté de ces tubercules crus, cinq petits corps jaunes anciens.

«L'ovaire gauche est plus volumineux, il a 0,035 de long sur 0,025 de haut, il est également accolé d'une manière très-intime au bord gauche de l'utérus, au point de la réunion gauche du col et du corps; il contient trois tubercules, dont l'un, interne, semble résulter de la cohérence de deux granulations. Celui-ci, d'une teinte moins opaline que les deux autres, qui ont, comme les tubercules de l'ovaire droit, les caractères des granulations tuberculeuses pulmonaires, est d'un blanc un peu grisâtre et un peu moins dur; il présente ainsi les caractères intermédiaires à ceux des granulations et des tubercules crus confirmés. Il existe en même temps, dans cet ovaire, trois corps jaunes plus ou moins arrondis, qui, par leur coloration brunâtre, semblent de date moins ancienne que ceux de l'ovaire droit, notamment l'inférieur, qui contient un liquide couleur sépia, dont tous les caractères sont ceux d'un dépôt sanguin en voie de résorption; les ligaments ronds sont sains.

«Malgré toutes ces dissections, nous n'avons vu dans le tissu cellulaire des ligaments larges aucun noyau induré. La seule chose qui mérite d'être notée, c'est le développement considérable des vaisseaux de ces ligaments, qui formaient à leur base un plexus considérable, dont chacun des éléments avait un calibre double de celui que présentent les mêmes vaisseaux à l'état normal.

«Dans le rectum, existent deux ulcérations. L'une, située au milieu de l'ampoule latérale gauche, que nous avons indiquée, et un peu au-dessus du col utérin, est circulaire, de plus de 0,005 de diamètre; elle est taillée comme par un emporte-pièce, dans la muqueuse épaissie et très-rouge à son pourtour, et pénètre jusqu'au péritoine, qui en forme la base; elle nous a paru, par ces caractères bien tranchés, être une ulcération tuberculeuse récente. L'autre, située un peu plus haut, présente les mêmes caractères, mais paraît, à cause de l'injection moins vive qui l'entoure, être une ulcération tuberculeuse plus ancienne. Dans le reste de son étendue, la muqueuse rectale, épaisse, tomenteuse, d'une teinte blanc grisâtre ardoisée, est notablement ramollie. Nous n'y avons vu aucune autre altération ni cicatrice.»

«Dans cette observation, nous voyons, à la suite d'un de ces abcès que Puzos désignait sous le nom d'*abcès laiteux*, persister, pendant de longues années, des tumeurs péri-utérines et des douleurs pelviennes semblables, sauf leur longue durée, à celles que nous avons observées chez nos premières malades. Comme chez celles-ci, nous trouvons après la mort, pour seules lésions, des adhérences péritonéales, et une affection des ovaires, mais sans stigmate aucune d'une inflammation antécédente du tissu cellulaire soit de l'utérus, soit des ligaments larges. Aussi croyons-nous légitime de conclure que cette malade a été, comme les précédentes, mais ici à la suite d'un abcès puerpéral, affectée d'une péritonite chronique, dont les produits simulaient des tumeurs phlegmoneuses.

«Nous croyons dès lors pouvoir rapporter à cette péritonite, qui laissait de si nombreux stigmates, et non à un phlegmon, dont l'existence n'a été indiquée par rien, les douleurs continues que cette malade éprouvait, et qui s'exaspéraient sous l'influence des causes les plus légères, mais surtout à chaque menstruation. D'ailleurs ces retours fréquents des accidents aigus, qu'on voit, dans cette observation, déterminés d'abord par des fatigues, ensuite par le redresseur utérin, mais surtout par les règles, et qui cessent de se produire lorsque cette fonction se supprime, sont bien plus en rapport avec l'existence d'une péritonite, qu'ils ne peuvent l'être avec la supposition d'un phlegmon. Il faudrait, dans ce cas, admettre avec M. Gosselin que les phlegmons péri-utérins ont une marche spéciale, si différente de la marche habituelle des phlegmasies de tout autre tissu cellulaire, qu'ils constituent une espèce nosologique tout à part, méritant le nom de *phlegmons subaigus à redoublements*.

« Cette anomalie pathologique, ainsi que celle des phlegmons chroniques, disparaît lorsqu'on rapporte au contraire à une péritonite les symptômes de ces prétendus phlegmons péri-utérins. Il n'y a plus rien alors d'anormal dans leur marche; la succession intermittente d'accidents aigus qu'ils présentent si souvent devient naturelle, puisque c'est le propre, pour ainsi dire, des inflammations chroniques des séreuses, et de la séreuse péritonéale en particulier, de présenter des exacerbations. »

13

OBSERVATION II.

Périmétrite ancienne, grossesse tubaire, excès vénériens, hémorrhagie intra-péritonéale; mort après quarante-huit heures.

Augustine L....., âgée de 28 ans, est entrée le 12 août 1859 à l'hôpital Saint-Antoine, salle Sainte-Thérèse, n° 15 (service de M. Aran). Cette femme est d'une constitution assez faible, d'un tempérament lymphatico-nerveux. Elle n'a pas eu de maladies graves; elle n'a eu ni engorgement ganglionnaire, ni aucune trace de scrofules dans son enfance; ses règles ont paru à 15 ans, régulièrement; mais avec flueurs blanches habituelles. Elle a été mariée à 17 ans et a eu deux enfants; le premier, il y a neuf ans, et le second, il y a trois ans et demi. Elle s'est levée trois jours après son premier accouchement; elle est restée trois mois à la Maternité comme nourrice, puis elle a rempli le même office dans une famille, où elle est restée dix-huit mois. Elle a eu, pendant tout le temps de la lactation, d'abondantes flueurs blanches, mais sans douleurs; la malade ne se livrait d'ailleurs à aucun travail fatigant. Elle a pu travailler facilement pendant les trois mois qui suivirent le sevrage; mais bientôt apparurent des douleurs dans le bas-ventre, et des élancements vers le siége. Elle fut traitée d'abord par le fer rouge, elle fut soulagée; elle resta six mois sans traitement. Trois ans après l'époque de son accouchement elle consulta Valleix, qui reconnut un déplacement de l'utérus et employa un pessaire à air. Elle n'a jamais été bien rétablie, malgré cinq mois de traitement; les douleurs dans les reins et le bas-ventre ont persisté, ainsi que les flueurs blanches, qui coulaient abondamment.

Survint une seconde grossesse : douleurs continues dans le ventre, augmentées par la marche et rendant le travail difficile. L'accouchement eut lieu facilement; mais, le lendemain, se déclara une péritonite, qui fut traitée par l'application de 30 sangsues et des frictions avec de l'onguent mercuriel belladoné. Une salivation apparut à la suite de ce traitement : la malade ne resta que neuf jours à l'hôpital; elle ne put, à sa sortie, reprendre son travail, et n'a jamais été bien rétablie. La moindre fatigue lui causait des douleurs. Depuis un an les règles sont un peu plus abondantes, et l'obligent de temps en temps, par leur redoublement, à garder le lit.

Les rapports sexuels sont douloureux; il y a démangeaison à la vulve : après le coït, survient un grand abattement. La malade se trouve mieux couchée que debout; la digestion est pénible; elle a été difficile depuis sept à huit ans : gonflement de l'estomac, sans constipation. Les urines sont peu abondantes; leur émission n'est point douloureuse, mais elles forment un précipité abondant, qui se dissout par la chaleur et l'acide azotique.

La malade se trouve plus mal depuis le 9 août; elle s'est refroidie la veille, a été mouillée pendant que le corps était en sueur et qu'elle avait ses règles : indigestion, douleur à l'estomac, vomissements de matières alimentaires et bilieuses, le tout avec très-vive douleur épigastrique; puis, quelques heures plus tard, surviennent des douleurs au bas-ventre, et les règles s'arrêtent.

Le 11 au soir, le pouls, petit, bat 120 fois à la minute; peau chaude, soif ardente, vomissements porracés; ventre ballonné, surtout en bas, et très-douloureux à la pression. — On applique 25 sangsues; cataplasmes, onguent napolitain belladoné : à l'intérieur, 4 pilules d'opium et suppression des boissons.

Le 12. Il n'y a eu qu'un vomissement le matin, après l'ingestion d'un verre d'eau sucrée; 112 pulsations, 26 respirations; les lèvres et la langue sont sèches; soif vive, aucun appétit. Le ventre est sensible dans sa moitié inférieure, surtout au voisinage du petit bassin; l'hypogastre et la fosse iliaque droite sont le siége de douleurs plus aiguës; le vagin est très-chaud, et baigné de mucosités. Le toucher vaginal fait reconnaître que le col utérin est porté en arrière, le corps de l'utérus en antéflexion très-prononcée, et qu'il y a une dépression très-marquée du cul-de-sac vaginal latéral gauche; de ce côté l'utérus est adhérent, et immobilisé par une tumeur que l'on rencontre également par le toucher rectal, qui fait reconnaître qu'elle est très-élevée. On n'entend rien d'anormal au cœur; mais sur les parties latérales du cou, bruit de souffle. — Glace sur le ventre; 4 pilules d'extrait thébaïque et frictions mercurielles.

Le 13. On administre 2 gouttes d'huile de croton et 30 gouttes d'huile de ricin.

Le 15. La malade est très-soulagée; on remplace la glace par des cataplasmes sur le ventre.

Le 17. Ventre à peu près indolore; depuis le 13, il y a eu constipation. — Huile de ricin additionnée d'huile de croton; on continue les frictions mercurielles.

Le 28. Il y a toujours de la chaleur dans le vagin, de la rénitence dans les culs-de-sac; l'utérus est toujours fixé à gauche, le col volumineux et boursouflé; on sent une rénitence profonde dans la fosse iliaque gauche; le toucher rectal fait encore reconnaître une tumeur immobilisant l'utérus à gauche.

La malade sort dans cet état.

Elle rentre à l'hôpital *le 14 novembre.*

Depuis sa sortie elle a toujours souffert, surtout au moment des règles; les flueurs blanches sont continuelles. Elle a fait des excès de travail et de coït ; elle a vu ses règles il y a un mois ; depuis, elle a toujours perdu du sang, quoiqu'en petite quantité.

Le dimanche 13 novembre, veille de sa rentrée à l'hôpital, elle fait un excès de travail ; de très-vives douleurs de reins la forcent à se mettre au lit, et dans la même nuit elle subit, malgré d'horribles douleurs, six approches sexuelles, à la suite desquelles survint une syncope très-prolongée, puis des vomissements verts, porracés. Le ventre est extrêmement douloureux, distendu. La malade est apportée le matin à l'hôpital, pâle, exsangue, dans un état de syncope ; le ventre, très-douloureux, est ballonné ; le pouls est filiforme, avec 158 pulsations et 40 respirations ; refroidissement des extrémités. Le col de l'utérus est porté un peu en avant ; en arrière, le doigt rencontre un sillon, puis une petite tumeur arrondie, convexe, que l'on croit être le fond de l'utérus ; le toucher vaginal n'en fait pas reconnaître d'autre appréciable que celle-ci. On soupçonne bien une hémorrhagie interne, mais on ne trouve pas de tumeur indiquant l'hématocèle. Le toucher rectal est extrêmement douloureux ; il fait reconnaître des brides et des adhérences, surtout à gauche ; le doigt croit sentir le fond de l'utérus plongeant dans la cavité du sacrum. — Vin de Bordeaux, 25 centigrammes d'opium en 5 pilules ; boules chaudes aux pieds.

Au bout de quelques heures la malade se réchauffe, mais reste sans uriner. — Cathétérisme.

Le pouls est toujours petit et misérable, marquant 160 pulsations ; il y a quelques vomissements verts, porracés ; la pâleur est extrême ; il y a des douleurs très-vives dans le ventre.

Dans la nuit, l'asphyxie commence, et la malade succombe dans la journée du 15 novembre, après une longue agonie.

Autopsie faite le 17, trente-six heures après la mort.

En pratiquant le toucher vaginal sur le cadavre, on trouve le col d'un volume médiocre, porté en avant, le corps, au contraire, porté en arrière, et fixé à gauche, quoique possédant encore quelques mouvements. L'abdomen est considérablement distendu ; quand les parois sont incisées, un sang noir, liquide, s'en échappe ; il est accumulé en grande quantité (environ 1 litre et demi) dans les fosses iliaques, les flancs, et remonte même jusqu'au diaphragme ; on trouve un énorme caillot pesant environ 1 kilogramme dans la cavité du bassin, qu'il dépasse de plusieurs travers de doigt ; du sang liquide remonte jusqu'à la face supérieure du foie ; cet organe est mou, exsangue et décoloré, ainsi que les poumons, la rate et les reins ; il est très-petit, ainsi que la rate. L'énorme caillot dont nous venons de parler représente en liquide le volume d'un litre de sang environ ; il est entièrement noir et mou. L'utérus est couché dans la concavité du sacrum; la cavité préutérine de l'excavation pelvienne est considérablement augmentée; c'est là qu'a eu lieu l'accumulation du sang. En renversant le cadavre, nous voyons ce gros caillot, qui occupait le bassin, se détacher en masse de lui-même, ce qui montre qu'il n'y avait aucune adhérence pour le retenir; il en reste pourtant quelques débris fixés aux annexes de l'utérus, du côté droit.

Les cordons sus-pubiens sont considérablement hypertrophiés; le ligament de l'ovaire gauche a entièrement disparu; l'ovaire semble se détacher presque directement du tissu utérin. L'ovaire gauche et la trompe du même côté adhèrent ensemble; ils sont couchés sur la partie latérale gauche de l'utérus, la trompe étant placée en avant et au-dessous de l'ovaire. Le pavillon de la trompe n'est pas oblitéré; il est un peu teint de sang : par la pression, on en fait sortir une gouttelette d'un liquide blanc et opaque. Des fausses membranes anciennes et résistantes soudent l'ovaire et la trompe au ligament large de ce côté. Ces organes présentent un épaississement considérable; leur membrane externe est comme fibreuse. L'ovaire mesure environ 3 centimètres de longueur sur 1 d'épaisseur; il est criblé de cicatrices, et présente des petits kystes à sa surface; son tissu est presque charnu et parsemé de quelques caillots sanguins d'ancienne date. La trompe de ce côté est flexueuse, dilatée, remplie d'un liquide crémeux, que l'on fait sortir en pressant la trompe.

Au côté droit, on trouve dans un sillon profond, entre l'ovaire et la face postérieure de la trompe, un caillot qui paraît s'échapper d'un renflement gros comme une petite noix, violacé, et formé aux dépens de la trompe, au voisinage de son émergence des parois utérines. La trompe et l'ovaire sont soudés par d'anciennes adhérences, épaisses et résistantes, formant une masse solidaire avec l'utérus.

L'ovaire droit mesure 4 centimètres de longueur : son pédicule est extrêmement court, sa surface criblée de cicatrices; il contient deux corps jaunes, l'un à sa surface, l'autre en son milieu. La trompe du même côté est très-épaissie, et pleine d'un liquide opaque et crémeux. La tumeur signalée plus haut est évidemment formée aux dépens de la cavité de la trompe; le caillot existant entre celle-ci et l'ovaire correspondant provient d'une déchirure de la petite tumeur déjà décrite, déchirure de forme allongée, de 8 millimètres environ de longueur. La tumeur contient du sang très-noir, et une substance décolorée, adhérente, qui, à première vue, a été considérée comme un débris placentaire. Cette opinion a été confirmée par M. Robin, qui a bien voulu examiner cette pièce au microscope; M. Robin a pensé que l'embryon était âgé de trois à six semaines.

A la réunion de son corps avec le col, l'utérus présente une sorte d'étranglement; il est mou, flexible dans tous les sens; il mesure 85 millimètres verticalement, sur 45 entre les insertions des trompes. Les diamètres du col sont : le transversal, 3 centimètres, l'antéro-postérieur, 28 millimètres. L'orifice du col laisse échapper un mucus opaque, et présente des traces d'ulcération. La plus grande épaisseur de l'utérus est de 3 centimètres d'avant en arrière; sa membrane interne est fongueuse, épaisse, brunâtre, baignée d'un liquide sanguinolent, comme infiltrée de sérosité, et présentant en un mot tous les caractères propres à un utérus gravide. L'épaisseur de cette muqueuse est de 5 à 6 millimètres; la paroi antérieure de l'utérus mesure 12 millimètres en épaisseur; la paroi postérieure 10 millimètres, abstraction faite de la muqueuse. La cavité du col a 30 millimètres de longueur ; celle du corps, 37.

Réflexions. Cette observation nous paraît avoir le plus grand intérêt ; nous voyons, en effet, une périmétrite chronique consécutive à un premier accouchement, qui s'exaspère après un deuxième, et devient le point de départ d'une pelvi-péritonite, dont la marche est promptement arrêtée par un traitement approprié. La fatigue et le coït pratiqué avec excès entretiennent la maladie, qui s'aggrave encore à la suite d'une suppression brusque des règles. Cessation prompte des accidents. La malade reprend prématurément ses occupations habituelles; grossesse extra-utérine, et enfin, après une journée de fatigue et un coït effréné, déchirure de la trompe au point où s'était greffé l'embryon ; hémorrhagie et mort.

Je pourrais entrer dans de bien plus longs commentaires au point de vue de l'hémorrhagie et de l'hématocèle, mais je crains d'être entraîné trop loin de mon sujet.

OBSERVATION III.

Périmétrite chronique, phthisie pulmonaire.

C.... (Géraldine), âgée de 21 ans, giletière, est entrée à l'hôpital Saint-Antoine, salle Sainte-Thérèse, n° 20 (service de M. Aran), le 21 juillet 1859.

Taille petite, constitution faible, tempérament lymphatique, glandes sous le cou dans l'enfance, et cicatrices d'abcès sous le menton. Souvent malade dans sa jeunesse. Réglée à 13 ans régulièrement, sans douleur, mais avec flueurs blanches. Mariée à 17 ans : un seul enfant il y a trois ans. Aucun accident pendant la grossesse, mais accouchement très-long et très-laborieux ; accidents à la suite, qui lui font garder le lit pendant trois semaines. Depuis, elle a toujours éprouvé des douleurs dans le bas-ventre, contre lesquelles on lui a fait porter une ceinture pendant deux ans. Peu après, en faisant un effort, elle ressentit une douleur beaucoup plus vive dans la fosse iliaque gauche. La marche et la station verticale sont devenues plus pénibles, la miction plus douloureuse, et accompagnée d'une sensation de cuisson et de brûlure vive à la vulve. L'appétit s'est perdu, l'amaigrissement est survenu, en même temps qu'une toux sèche et une hémoptysie d'un verre environ. Les règles, toujours abondantes, ont été accompagnées de souffrances extrêmement vives qui forçaient la malade à prendre le lit. C'est dans cet état qu'elle entre à la Pitié, dans un service de médecine, où elle reste quatre mois. On lui administre des douches et on lui applique des vésicatoires et des ventouses sur le bas-ventre, en même temps qu'on lui touche le col avec des crayons de tannin. Il y avait une ulcération qui disparaît sous l'influence de ce traitement, et la malade est renvoyée comme *guérie*, bien qu'elle se plaigne toujours beaucoup. Les douleurs qu'elle accuse sont jugées de nature névralgique, et on lui promet une prompte guérison. Cependant deux mois se passent au milieu de vives souffrances. La marche, la station, sont impossibles; la miction toujours accompagnée d'une cuisson ardente, constipation presque invincible, et les règles viennent encore exaspérer tous les symptômes. C'est alors que la malade entre à l'hôpital Saint-Antoine dans l'état suivant :

22 juillet. Paleur, amaigrissement, pouls faible, à 88. Bruit de souffle à la base du cœur, plus accusé sur les parties latérales du cou. 20 respirations. Submatité sous la clavicule droite, avec faiblesse et embarras de la respiration, qui contraste avec l'amplitude qu'elle présente du côté gauche. En arrière et au sommet droit la matité est plus nette. Langue blanche, humide. Peu d'appétit; quelques nausées et vomissements la semaine dernière. Ventre ballonné; sensibilité très-vive à la partie inférieure de l'abdomen. Digestion lente, avec gonflement stomacal après les repas. Constipation rebelle. Un peu de rougeur au pourtour de la vulve. Le toucher est très-douloureux. Col allongé dans la lèvre supérieure, conique, très-rapproché de la vulve. Saillie et rénitence très-accusée du cul-de-sac latéral gauche, se prolongeant derrière l'utérus. Immobilité presque complète de l'utérus, très-douloureux, dans les mouvements qu'on cherche à lui imprimer. Le vagin se prolonge le long du bord latéral droit de l'utérus, en refoulant le cul-de-sac du même côté, qui offre une certaine rénitence. Par le rectum, on constate une tumeur située sur la partie latérale gauche de l'utérus, dure, très-sensible, et dans laquelle le doigt ne peut rien reconnaître. A droite, au contraire, on croit sentir l'ovaire, qui fait un relief saillant en arrière. — Bains, catapl., injection, 4 pilules d'un extrait d'opium, privé de tous les alcaloïdes, excepté de la codéine.

25 juillet. Au spéculum, dont l'application est très-douloureuse : col à peine saillant dans le vagin et très-rapproché de la vulve, un peu violacé; orifice entr'ouvert. Pas d'ulcération. Écoulement catarrhal par la lumière du col. Les culs-de-sac semblent faire saillie et empiéter sur le col. — 8 sangsues sur le col.

Le 28. Soulagement; col petit et rouge. — Laudanum et amidon.

8 août. L'époque des règles ramène des douleurs très-vives dans le bas-ventre. qui se calment sous l'influence de la faradisation cutanée. Ventre plus développé et rénitence profonde et sensible dans la fosse iliaque gauche. Le col, toujours très-bas et porté en avant, se dégage à peine d'une gangue inflammatoire qui l'entoure de toutes parts. Rectum distendu par des fèces indurées. — Lavement purgatif. On commence en même temps l'électricité continue (douze piles Daniel) jusqu'au 20; la malade reste trois heures sous son influence par jour. Les douleurs diminuent beaucoup, et la miction est beaucoup plus fréquente et plus abondante.

Le 17, la malade a pu se lever et marcher toute la journée; cependant la constipation persiste et ne peut être vaincue que par des lavements ou des purgatifs.

Le 21. Des douleurs plus vives se déclarent dans le bas-ventre; le col est toujours rouge, et la tumeur péri-utérine n'a pas diminué. — 15 sangsues sur l'hypogastre et 2 verres d'eau de Sedlitz.

Le 25. Peu d'amélioration. — 10 sangsues sur le col.

Le 26. Même état. — 1 vésicatoire sur la fosse iliaque droite.

5 septembre. Depuis cinq jours, grand soulagement, mais persistance de la constipation et de l'engorgement péri-utérin.

Le 13. Les règles sont venues et ont ramené les douleurs; aujourd'hui se trouve mieux.

10 octobre. Douleurs très-vives avec tranchées utérines qui sont pour la malade l'annonce des règles. (On applique sur le col 10 sangsues, qui procurent un peu de soulagement.) La malade tousse davantage, et cependant l'embonpoint revient.

20 décembre. Grande amélioration depuis un mois. Le toucher peut être pratiqué sans réveiller des souffrances aussi vives. Pour la première fois, depuis son entrée, elle a eu ses règles, il y a dix jours, sans douleur; elles ont duré huit jours comme d'habitude, tandis que le mois dernier elles en avaient duré douze. Depuis six semaines, l'embonpoint reparaît, et cependant la toux est plus intense. Sonorité normale de la poitrine en avant; respiration forte, avec quelques râles vibrants au sommet droit. Pouls très-précipité, à 120. Aucun bruit de souffle au

cœur, ni aux vaisseaux du cou. En arrière, diminution du son au sommet droit, avec respiration forte, rude, surtout après la toux, et avec retentissement considérable de la voix. Toux très-fréquente, presque entièrement sèche. Le toucher vaginal fait reconnaître que le col est abaissé, porté en avant, peu volumineux, l'orifice est transversal et à peu près fermé; sillon à la partie postérieure; rétroflexion évidente. Tumeur dans le cul-de-sac postérieur. On peut imprimer à l'utérus quelques mouvements d'arrière en avant, mais il est complétement fixé à gauche. Par le rectum, le fond de l'utérus est porté dans la concavité du sacrum. A gauche, sillon vertical qui limite l'utérus, puis rénitence et tumeur assez étendue, adhérente aux parois pelviennes, où l'on reconnaît des bosselures, des inégalités très-douloureuses, qui feraient croire qu'elles appartiennent à l'ovaire. Le rectum est un peu incliné à droite. Constipation toujours rebelle; malgré des lavements huileux que la malade prend tous les jours, depuis trois semaines. La miction est encore douloureuse et accompagnée de cuisson.

Le 31, la malade est encore dans la salle.

Cette observation nous paraît surtout importante parce qu'elle nous montre combien se trompent ceux qui regardent l'ulcération du col comme la cause des troubles morbides que présentent les malades, et combien il serait facile d'éviter cette erreur, si on attachait plus d'importance aux différents modes de toucher; elle prouve encore une fois de plus la liaison qui existe entre la phthisie et les affections utérines.

OBSERVATION IV.

Inflammation péri-utérine; tumeur à droite, terminée par suppuration; ouverture spontanée dans le rectum. Guérison.

C..... (Jeanne), casquettière, 30 ans, entrée le 4 décembre 1858 à l'hôpital Saint-Antoine, salle sainte-Thérèse, n° 33 (service de M. Aran); sortie le 16 mai 1859.

Constitution médiocrement forte, tempérament lymphatique, réglée à 16 ans régulièrement; accouchement naturel; la malade s'est levée au sixième jour. Elle a été prise, à la suite de son accouchement, de douleurs dans le côté droit du bas-ventre et de fièvre. On a appliqué des sangsues sur ce côté. La malade s'est relevée huit jours après, ne souffrant plus, mais conservant encore un peu de fièvre. Depuis, elle s'est beaucoup fatiguée, et, le 30 novembre, elle s'est aperçue d'un gonflement des grandes lèvres.

4 décembre. On aperçoit un gonflement considérable des petites lèvres vivement enflammées et dépouillées de leur épithélium à la face interne. Déchirure du périnée. Le toucher au lit fait constater que le col est boursouflé, volumineux; par le toucher debout, on constate que l'utérus est abaissé; lèvres du col œdémateuses, surtout l'antérieure; antéversion très-prolongée, avec sillon antérieur. Le corps est dirigé à droite, le col à gauche, volumineux, difficile à embrasser avec le spéculum; fente du col longitudinale; écoulement transparent par l'orifice, qui présente des traces d'exulcération. — Application de 12 sangsues sur le col.

3 janvier. La malade se plaint de souffrir du côté droit; sensibilité très-vive dans la profondeur du bassin de ce côté, ainsi que du côté gauche. Pas de douleurs à l'estomac. Pouls faible, 88 pulsations. Pâleur, amaigrissement, premier bruit un peu prolongé sur les parties latérales du cou. Pas de selles depuis cinq jours. L'utérus est complétement immobilisé, principalement du côté droit. En pressant avec la main sur l'abdomen, le doigt étant placé dans le vagin, on circonscrit une tumeur, du volume d'une grosse noix, placée sur la partie droite de l'utérus, un peu mobile, et entraînant l'utérus lorsqu'elle se déplace. Par le toucher rectal, la tumeur est plus appréciable; elle est globuleuse, ovoïde, complétement soudée le long de la partie inférieure du bord latéral droit de l'utérus. Frisson toutes les nuits, depuis quinze jours. — On prescrit 15 sangsues sur la fosse iliaque droite, 2 lavements de 3 litres d'eau chaude, cataplasmes sur l'abdomen, frictions mercurielles (*bis*).

Le 4, la malade est soulagée par les grands lavements.

Le 18, vésicatoire sur la fosse iliaque droite.

Le 25, badigeonnage sur le ventre avec la teinture d'iode, tous les jours.

Le 27, la tumeur péri-utérine fait saillie au pourtour du petit bassin, surtout à droite.

Le 28. Les douleurs ont reparu. — 4 pilules d'opium.

Le 29, nouveau vésicatoire.

Le 15 mars, friction avec l'huile de croton, et grands bains les jours suivants.

Le 22. Plus souffrante depuis huit jours; douleurs dans le bas-ventre et la cuisse droite. OEdème des parois du vagin; le côté droit du bassin est rempli par une tumeur du volume du poing, que l'on sent à travers les parois abdominales, douloureuse au toucher, et qui a refoulé l'utérus de droite à gauche et d'avant en arrière, de manière à porter le col en arrière, à gauche et en haut. Par le toucher rectal on constate que la tumeur adhère aux parois du bassin et comprime l'intestin en avant.

Le 31. Depuis dix jours, la malade rendait un peu de pus par le rectum, et depuis deux jours elle en a rendu beaucoup plus. La tumeur que l'on avait sentie à droite a presque disparu; il n'en reste plus qu'un noyau.—On prescrit un bain.

14 mai. La malade ne souffre plus depuis six semaines; elle peut rester debout et travailler dans la salle toute la journée. La figure est colorée, la santé est revenue. En plongeant la main dans la cavité pelvienne, du côté droit, on trouve encore une rénitence évidente, l'utérus est fixé à droite, un peu immobile. Si on place une main sur l'abdomen, et une autre dans le vagin, on fait ballotter une espèce de tumeur adhérente au côté droit de l'utérus. Par le toucher rectal, on s'assure que la tumeur est réduite à la moitié du volume d'un œuf, et reste tout à fait indolente. Du côté gauche, on peut constater que les annexes de l'utérus forment une tumeur du volume d'un œuf et un peu douloureuse. Desquamation épithéliale et rougeur à l'entrée du vagin.

Le col est petit, sans ulcération aucune, un peu effacé, semblant être perdu dans une gangue qui l'entoure. Un mucus filant, transparent, existe dans le museau de tanche.

La malade sort le 16 mai 1859.

Réflexions. Cette observation prouve l'influence de l'accouchement sur la production de la périmétrite; elle est encore remarquable par l'amélioration rapide de la maladie, consécutivement à l'ouverture spontanée d'un foyer purulent dans le rectum.

OBSERVATION V.

Affection du cœur, apoplexie pulmonaire, périmétrite ancienne, ovarite.

L..... (Isabelle), âgée de 30 ans, entrée à l'hôpital Saint-Antoine, salle Sainte-Thérèse, n° 16 (service de M. Aran), le 26 juillet 1858; morte le 24 août.

Constitution faible, tempérament lymphatique; jamais de rhumatisme ni aucune affection grave; réglée à 11 ans sans accidents. Depuis ce moment, menstruation régulière, mais avec flueurs blanches. Mariée à 19 ans, a eu cinq enfants; tous les accouchements ont été heureux, excepté le dernier, qui a eu lieu le 21 janvier 1858. Depuis ce moment, la malade a des douleurs dans le bas-ventre, dans les reins, des étourdissements et des palpitations; il y a quinze jours que, sans cause appréciable, elle a été prise de fièvre, de toux, et de gêne plus grande de la respiration.

29 juillet. Lèvres pâles, figure un peu anxieuse avec une teinte blafarde; peau

médiocrement chaude, pouls à 100 puls. environ, irrégulier, intermittent; battements du cœur très-violents et très-tumultueux, présentant des bruits anormaux dont il est impossible d'apprécier la valeur diagnostique; 24 respirations; matité dans toute la moitié inférieure droite; respiration soufflante et râles crépitants un peu éloignés de l'oreille; bronchophonie.

4 août. Au toucher, l'utérus paraît fixé à gauche aux parois du bassin, et par le toucher rectal, on constate encore mieux les adhérences à gauche; en avant d'elles, on trouve un corps noueux chagriné, qui est probablement l'ovaire (par un oubli regrettable, on n'a pas signalé ce que l'on trouvait du côté droit de l'utérus); gêne considérable de la respiration, 36-40 respir.; battements tumultueux à la région précordiale; impulsion très-vive du cœur; pouls à peine sensible à la radiale, 96-100 puls. Au milieu du tumulte des bruits du cœur, on perçoit un bruit de souffle au premier temps; distension des veines du cou; râlement trachéal, râles nombreux dans la poitrine.— Potion avec sirop d'ipéca, 30 grammes, et sulfate de cuivre, 1 gramme.

Morte le 24 août 1856.

Autopsie. Outre une pleurésie, une apoplexie pulmonaire, etc., on trouve une légère insuffisance aortique et un rétrécissement considérable de l'orifice mitral, avec hypertrophie du cœur. Voici les lésions qu'on rencontre du côté des organes de la génération :

Libre, en avant, de toute adhérence, l'utérus est fixé, en arrière, dans toute son étendue, à la face antérieure du rectum par la présence de tractus fibreux très-courts, circonscrivant entre eux des espaces, les uns vides, les autres remplis de sérosité. L'*S* iliaque est adhérente le long du bord supérieur de l'utérus; la trompe gauche, recourbée de bas en haut et de dehors en dedans, vient adhérer à l'*S* iliaque du côlon, embrassant dans ce trajet l'ovaire correspondant, qui est au moins triplé de volume, et contient dans son intérieur trois grandes cuillerées de pus épais, phlegmoneux; le tissu de l'ovaire est complétement détruit, et la face interne du foyer est doublée par une membrane tomenteuse. En détachant l'utérus de la face antérieure du rectum, on déchire les espaces pseudo-membraneux dont il a été question, et on ouvre ainsi une grande quantité de foyers séreux. A droite, la trompe et l'ovaire sont soudés l'un à l'autre, et forment une masse surmontée de kystes, aux parois minces et transparentes, contenant de la sérosité citrine, et d'un volume variant de celui d'un pois à celui d'une aveline, au nombre de dix au moins.

La trompe droite est fortement distendue, et ressemble à une petite anse intestinale remplie de pus; sa membrane interne est épaissie et fortement injectée.

L'ovaire droit est atrophié, et contient plusieurs foyers remplis de caillots et d'autres remplis de sérosité.

La trompe gauche est libre par son pavillon, et présente les mêmes altérations que la trompe droite, quoique avec un degré moindre.

Énorme hypertrophie des parois de la vessie, avec dilatation variqueuse du bas-fond.

Col effacé, largement entr'ouvert; utérus renfermant à son intérieur un peu de mucus sanguinolent; distension très-marquée des vaisseaux. Sa longueur totale est de 8 centimètres.

Réflexions. L'accouchement n'est-il pas encore ici le point de départ de la périmétrite, et n'est-on pas frappé de la gravité des lésions des annexes, comparativement à celles de l'utérus lui-même?

OBSERVATION VI.

Tuberculisation des poumons, des plèvres, du péritoine, et des annexes de l'utérus.

H..... (Olympe), âgée de 36 ans, couturière, est entrée à l'hôpital Saint-Antoine, salle Sainte-Thérèse, n° 6 (service de M. Aran), le 24 mai 1858, et est décédée le 28 juin 1858.

Constitution faible, détériorée; tempérament lymphatique. La mère de cette malade est morte d'un catarrhe pulmonaire; quant à elle, sa santé a toujours été faible et délicate; elle n'a cependant jamais eu de glandes, ni de gourmes, ni d'abcès scrofuleux. Elle a été réglée à 20 ans, régulièrement et sans flueurs blanches; elle a eu huit enfants depuis l'âge de 25 ans, et le dernier, il y a dix mois: elle l'a nourri malgré les conseils d'un médecin. Elle a conservé depuis son dernier accouchement des pertes blanches, accompagnées de douleurs assez vives dans les reins et le bas-ventre; les règles n'ont pas reparu. Elle est plus malade depuis cinq semaines: fièvre presque continuelle, sensibilité à la pression dans la fosse iliaque droite; peau sudorale; vagin très-chaud; utérus fortement abaissé: le col est en avant et le corps en arrière; tous deux semblent volumineux. Orifice entr'ouvert, granuleux, irrégulier; rénitence dans le cul-de-sac droit, sans tumeur évidente; constipation habituelle, mais diarrhée depuis cinq semaines. Le toucher rectal ne fait reconnaître qu'une masse diffuse englobant l'utérus sans qu'on en puisse rien distinguer; il existe en outre les signes évidents d'une tuberculisation pulmonaire double très-avancée. Morte le 28 juin 1858.

Autopsie. Énormes cavernes aux deux sommets, avec tubercules disséminés dans le parenchyme pulmonaire et les plèvres. Rien d'anormal au cœur, foie gras; reins un peu graisseux, en voie de transformation granuleuse; péritonite tuberculeuse généralisée, avec adhérences membraneuses.

Tous les organes pelviens sont soudés par des adhérences, et l'*S* iliaque est tombée dans la cavité du bassin, où elle est fixée.

L'utérus est en rétroversion légère, le col dirigé à gauche et le corps à droite; les annexes sont placées en arrière et le long du bord supérieur de l'utérus, qu'elles coiffent presque complétement dans sa moitié gauche; la trompe est adhérente par son pavillon à la face postérieure de l'utérus, au niveau de la réunion du col avec le corps.

En déchirant ces adhérences, on trouve qu'elles sont infiltrées de matière tuberculeuse jaunâtre, et la trompe se présente sous la forme d'un conduit gros comme le petit doigt, flexueux et sinueux, épais et résistant, injecté à la surface, surtout près du pavillon; elle est distendue par une matière tuberculeuse jaunâtre, ressemblant à du fromage un peu mou; elle recouvre de ses sinuosités l'ovaire, qui a conservé son volume normal: celui-ci est criblé de cicatrices déprimées, et mesure $0^m,035$ sur $0^m,015$ de largeur; son parenchyme est pâle, et les follicules sont peu nombreux.

Du côté droit, les annexes sont situées sur la partie latérale inférieure du corps de l'organe, perdues au milieu d'adhérences qui les recouvrent, au milieu desquelles la trompe se reconnaît, quoique moindre que celle du côté opposé; le pavillon est également adhérent à la réunion du col et du corps à la partie postérieure de l'utérus; les circonvolutions de la trompe sont encore bien plus serrées que celles du côté opposé, et renferment également de la matière tuberculeuse ramollie. L'ovaire est en contact avec le plancher du bassin; son tissu est mou, injecté, renferme très-peu de vésicules, et est entouré d'un grand nombre de vaisseaux dilatés. La vessie est épaissie et offre de nombreuses dilatations veineuses; de la matière tuberculeuse est déposée en assez grande quantité derrière l'utérus, dans le cul-de-sac utéro-rectal, et empêche de reconnaître les ligaments de Douglas.

L'orifice du col est largement entr'ouvert, la lèvre antérieure plus volumineuse que la postérieure. Le col a subi un mouvement de torsion, par lequel l'orifice se présente sous la forme d'une fente oblique de droite à gauche et d'avant en arrière; sa largeur est de $0^m,030$; son épaisseur, de $0^m,30$, et l'orifice mesure $0^m,024$. D'avant en arrière, l'utérus mesure $0^m,040$. L'hypertrophie porte surtout sur la paroi postérieure, qui est de $0^m,024$, tandis que l'antérieure n'est que de $0^m,016$; tissu utérin congestionné. La muqueuse est recouverte d'une matière blanche, semblable à celle qui remplit les trompes ; elle forme une couche de $0^m,001$ dans toute la cavité du corps, et cesse brusquement au point où finit cette cavité, qui mesure $0^m,035$ de haut en bas, et qui paraît un peu dilatée dans les autres sens. Les orifices internes des trompes sont dilatés, mais non au point d'y faire passer un stylet. La cavité du col n'a que $0^m,025$; elle est parfaitement saine.

Réflexions. Je pense qu'il serait difficile de citer un plus bel exemple de tuberculisation généralisée, puisqu'elle avait même envahi les fausses membranes qui remplissaient le petit bassin. N'est-ce pas la meilleure preuve que nous puissions donner de la coïncidence de la phthisie pulmonaire avec la tuberculisation des trompes?

OBSERVATION VII.

Périmétrite aiguë, ouverture spontanée d'un foyer purulent dans le rectum ; guérison.

B..... (Catherine), couturière, âgée de 23 ans, est entrée à l'hôpital Saint-Antoine, dans le service de M. Aran, le 30 mai 1859, et en est sortie guérie le 28 juin de la même année.

Cette femme est d'une constitution forte et robuste, d'un tempérament lymphatico-sanguin : elle a les cheveux noirs, les yeux vifs, animés, brillants ; elle est très-nerveuse, quoiqu'elle n'ait cependant jamais eu de grandes attaques de nerfs ; elle était abondamment réglée, et ses sœurs aussi. Sa mère, ayant eu quatorze enfants, est morte hydropique, à 65 ans, après quatorze mois de maladie. Elle n'a jamais eu de glandes engorgées sous le cou, ni d'abcès. Il n'existe aucun antécédent diathésique.

Elle a été réglée à 16 ans, régulièrement, sans douleurs ni flueurs blanches. Dès le début, la menstruation durait de cinq à huit jours. Les premiers rapports sexuels ont eu lieu à 17 ans ; trois années après elle fit une fausse couche double à six mois de grossesse..... Elle s'est levée le septième jour, parfaitement rétablie et ne souffrant nulle part ; mais, à partir de ce moment, les règles sont devenues douloureuses et plus abondantes, quelquefois mêlées de caillots et suivies de flueurs blanches. La douleur avait surtout son siége au-dessus du pli de l'aine gauche et redoublait quelques jours avant les règles, pour diminuer graduellement quelques jours après la cessation du flux menstruel.

Cependant les digestions ont toujours été bonnes, les déjections régulières, excepté depuis un mois qu'il existe de la constipation; quelques battements de cœur en montant les escaliers; pas de toux habituelle, et jamais de crachements de sang.

Il y a un peu moins d'un mois que, sans cause connue, immédiatement après une époque menstruelle, la malade fut prise d'une douleur plus vive que jamais, au-dessus du pli de l'aine gauche, avec fièvre, agitation la nuit, et quelques envies de vomir. Depuis ce moment, elle n'a pu se tenir levée; les douleurs ont persisté dans le bas-ventre et s'irradient le long de la face externe du fémur, dans la direction de la branche fémoro-cutanée; les flueurs blanches sont devenues très-abondantes, et la malade entre enfin à l'hôpital, dans l'état suivant :

31 mai. Embonpoint conservé; un peu de pâleur; pouls faible, à 94-96; 24 respirations; langue blanche, humide; pas d'appétit; soif assez vive; constipation depuis huit jours; cœur d'un volume normal; bruit de souffle très-intense à sa base et sur les parties latérales du cou; diminution du son sous la clavicule droite, respiration forte et rude à ce niveau.

Distension de la partie inférieure de l'abdomen; sensibilité très-vive à la région hypogastrique, et surtout à la pression de la fosse iliaque gauche, où l'on sent une tumeur qui déborde en haut de trois travers de doigt le ligament de Fallope; cette tumeur paraît arrondie et la sonorité est conservée, quoique diminuée à ce niveau. Le vagin est très-chaud, baigné de mucosités abondantes; col très-volumineux, presque triplé de volume, avec épaississement considérable de la lèvre antérieure; sillon postérieur au niveau de la jonction du col et du corps; celui-ci semble incliné en arrière; dans le cul-de-sac gauche, on sent une tumeur rebondie, dure, douloureuse au toucher, et que l'on peut circonscrire entre la main appliquée sur l'abdomen et le doigt introduit dans le vagin; elle semble embrasser ce cul-de-sac en passant par derrière, et s'avancer à droite, de manière qu'entourant incomplétement l'utérus, elle refoule cet organe à droite, où il est fixé.

Le toucher rectal est douloureux, le doigt trouve une tumeur volumineuse située sur le côté gauche de l'utérus, dont le corps, porté en arrière, est toutefois séparé par un sillon. Il y aurait donc un intervalle entre l'utérus et la tumeur; celle-ci, dont le volume est évalué à celui d'une grosse orange, remplit l'excavation du bassin à gauche et a refoulé l'utérus à droite, où l'on sent des adhérences qui donnent lieu à une rénitence manifeste. — 20 sangsues sur la fosse iliaque gauche.

Julep avec :	Huile de ricin.	30 grammes.
	Sirop nerprun.	30 —
	Huile de croton.	2 gouttes.

1er juin. Soulagée par les sangsues et de nombreuses évacuations, on applique encore 10 sangsues sur la fosse iliaque gauche ; cataplasmes.

Le 2. A beaucoup souffert hier ; un peu plus calme ce matin ; 80 pulsations ; pas de chaleur à la peau ; un peu de paleur ; sensibilité extrêmement vive à la fosse iliaque gauche ; la tumeur, plus appréciable encore à la palpation abdominale, déborde de trois travers de doigt le ligament de Fallope. — Frictions mercurielles (*ter*) ; cataplasmes, et 6 pilules avec :

Extrait thébaïque.	0,20
Calomel	0,20

Le 3. La malade est prise, dans la matinée, d'un besoin impérieux d'aller à la selle, et, après des matières solides, elle a rendu une assez grande quantité de pus avec quelques caillots ; depuis, elle se sent très-soulagée, et la tumeur a notablement diminué, quoiqu'on la sente encore par la palpation abdominale ; besoins fréquents d'aller à la garde-robe ; peau fraîche, 76 pulsations, 20-24 respirations ; un peu d'agacement dans les dents. — Même prescription.

Le 6, la salivation commence à s'établir, et la tumeur est de moins en moins grosse et douloureuse.

Le 8. La salivation est pleinement établie ; le ventre est devenu peu douloureux, même à la pression. — Suppression des pilules et des frictions ; julep chlorate de potasse, 4 grammes.

Le 4. Se trouve très-bien ; salivation arrêtée ; 72 pulsations ; face calme, naturelle ; pas de chaleur à la peau ; 20 respirations. La tumeur ne se retrouve plus à la palpation abdominale ; à peine sent-on une rénitence profonde ; induration dans le cul-de-sac latéral gauche avec prolongement de cette rénitence en avant et en arrière du col, qui semble ainsi se dégager d'une sorte de gangue inflammatoire ; mouvement latéral gauche douloureux et très-limité ; col énorme ; par le toucher rectal, on sent la rénitence dans laquelle est englobé et immobilisé l'utérus.

Le 17. Très-bon état ; pas de douleur dans le ventre, malgré l'empâtement qui persiste. La malade prend un bain tous les jours.

Le 28. Se trouve bien ; pas de tumeur appréciable dans le ventre ; mais persistance de l'empâtement autour de l'utérus ; col volumineux, présentant autour de son orifice de petits mamelons ; par le rectum, on ne trouve plus que des adhérences des brides qui immobilisent l'utérus. Exeat sur sa demande.

Réflexions. Nous retrouvons encore ici l'influence de l'accouchement sur les annexes de l'utérus, et celle de la menstruation sur la marche de la maladie la faisant passer de l'état chronique à l'état aigu; le mode de terminaison nous paraît aussi digne d'intérêt.

OBSERVATION VIII.

Périmétrite chronique, ouverture spontanée d'un foyer purulent dans la vessie, ponction et ouverture du foyer, infection putride; mort, autopsie.

Marguerite P....., âgée de 38 ans, blanchisseuse, est entrée le 28 mars 1859 à l'hôpital Saint-Antoine, salle Sainte-Thérèse, n° 25 (service de M. Aran). Elle est d'une constitution forte, d'un tempérament lymphatico-nerveux; elle a été réglée avant l'âge de 12 ans, régulièrement et sans flueurs blanches; elle a eu dix enfants, sans aucune fausse couche, sans avoir jamais eu de douleurs de reins ou du bas-ventre; elle n'a jamais été malade. Son dernier accouchement date de dix mois. Elle nourrissait son enfant, quand, étant prise de douleurs dans le ventre et dans le dos, elle crut devoir cesser l'allaitement. Malgré le sevrage, elle ne s'est pas rétablie. Il y a trois semaines, quoique n'étant pas à l'époque menstruelle, elle eut une perte sanguine qui a duré quatre jours, avec caillots, mais sans coliques ni douleurs de ventre. Depuis deux mois, la malade a perdu le sommeil; elle est constipée depuis le début de sa maladie; elle éprouve de la douleur en urinant; le coït n'est pas douloureux; quelques douleurs dans les cuisses et à l'anus : ces dernières sont produites par une fissure qui date d'un mois environ. Il y a perte d'appétit, affaiblissement général; pas de flueurs blanches; bruit de souffle très-marqué à la base du cœur, intermittent sur les parties latérales du cou. Les poumons sont sains; le ventre modérément développé, offrant peu de sensibilité à la pression, qui permet, si elle est profonde, de sentir une rénitence très-marquée, surtout au côté droit, où semble exister une espèce de plancher qui arrête la main.

Par le toucher vaginal, on trouve, à 2 ou 3 centimètres de la vulve, une tumeur dure, indolente, qui s'étend dans le bassin depuis le côté droit jusqu'à 2 centimètres du côté gauche. Entre la paroi latérale gauche du bassin et cette tumeur, le doigt pénètre facilement jusque dans la cavité pelvienne; après un trajet de 7 à 8 centimètres le long de la paroi du bassin, il arrive en arrière sur un orifice froncé, irrégulier, susceptible de loger la pulpe du doigt. En arrière de cet orifice, existe une petite saillie dure, grosse comme une petite cerise; en avant, est une autre tumeur, double de la précédente et dure comme elle. Ces deux saillies sont les dernières traces des lèvres du col.

Si l'on combine la palpation abdominale avec le toucher vaginal, on reconnaît l'existence d'un plateau de 5 à 6 centimètres d'épaisseur, complétement adhérent aux parois du bassin. Le toucher rectal révèle quelques adhérences à gauche. Le cathétérisme indique que la vessie est refoulée à gauche, par la direction que prend alors la sonde. En touchant debout, on trouve que la tumeur forme un plancher très-dur, divisé par un sillon en deux parties. L'orifice du col utérin est circonscrit par deux petites tumeurs, l'une en haut, l'autre en bas.

L'examen au spéculum montre le col formant un cul-de-sac circonscrit par ces deux petites tumeurs, qui remplacent les lèvres. — Laudanum et amidon.

28 avril. La malade souffre principalement de la fissure à l'anus. — Cautérisation avec le nitrate d'argent; laudanum et amidon dans le vagin.

9 mai. Douleurs très-vives sur le trajet du nerf sciatique ; urines troubles et fétides. — Un vésicatoire.

Le 12. Douleurs de plus en plus vives dans le membre abdominal ; engourdissement du pied droit; élancements dans la fesse correspondante. L'utérus est toujours dans l'antéversion la plus marquée; le col est de plus en plus refoulé profondément vers le côté gauche du bassin. La palpation abdominale fait reconnaître l'existence d'une tumeur dure comme une pierre, qui sépare la main placée sur l'abdomen du doigt introduit dans le vagin. A peine le doigt a-t-il franchi la vulve, qu'il rencontre une tumeur de consistance ligneuse, paraissant occuper toute la longueur de la paroi antérieure et latérale droite du vagin. Le toucher rectal fait constater le développement qu'a acquis la tumeur. Pas de fluctuation.

On vide la vessie, et on fait dans la tumeur, au point le plus saillant, une ponction avec un trois-quarts capillaire. Il s'écoule trois cuillerées d'un liquide sanieux, purulent, grumeleux, puis vient un liquide plus transparent, semblable à de l'urine un peu colorée, et qui exhale une odeur fortement ammoniacale.

Le 20. La malade étant couchée comme pour l'opération de la taille, la vessie étant vidée d'un liquide trouble, jaunâtre, un peu grumeleux, d'une horrible fétidité, et la partie la plus saillante de la tumeur étant mise à découvert dans le vagin, M. Aran y plonge un bistouri droit à la profondeur de 0,25; il s'écoule par la plaie quatre cuillerées d'un liquide purulent, infect. Pour s'assurer s'il y a communication de la tumeur avec la vessie, on fait une injection par une sonde placée dans l'ouverture qu'on vient de pratiquer, et le liquide sort par la sonde introduite dans l'urèthre. — Injections simples deux fois par jour.

Le 23. La malade a un peu moins souffert dans le pied et dans tout le membre inférieur droit; mais il y a toujours de l'engourdissement et les mouvements sont impossibles. Un peu de sommeil la nuit. — Injections, et 4 pilules d'opium.

Le 26. La malade a été soulagée depuis la ponction. La tumeur semble avoir diminué; elle est moins dure: l'utérus paraît plus reconnaissable en antéversion. Issue d'un liquide extrêmement fétide, grumeleux, blanchâtre, séreux; urines purulentes, fétides; sommeil la nuit: mais depuis deux ou trois jours on remarque une grande altération des traits; perte de l'appétit.

Le soir, la malade éprouve des frissonnements erratiques, plutôt que de véritables frissons; la peau est chaude, sèche: la malade est très-abattue; elle n'a rien mangé; cependant elle ne se plaint pas. Pouls à 120, petit, filiforme; langue un peu sèche.

Le 27. La nuit a été agitée; la malade est plus souffrante: douleurs très-vives dans le membre inférieur droit; peau chaude et moite; quelques vomissements; pouls faible, un peu vif, à 100 pulsations environ. La sonde ramène un peu de matière caséiforme. On aperçoit une petite eschare sur la fesse droite. — Injection iodée dans le foyer, nécessitée par l'odeur, devenue intolérable, et injections à grandes eaux.

Le 28. Odeur toujours très-fétide; face pâle, langue et nez froids; profonde altération des traits; yeux excavés; extrémités froides; pouls à 136, petit; hoquet, nausées et vomissements verdâtres. La malade ne peut rien manger; elle vomit ses boissons. L'abdomen n'est pas développé; il est même à peu près indolore à la partie inférieure.

La nuit a été très-agitée.

Le 29. Abattement, stupeur; pouls à 136. Il y a eu quelques frissons pendant la nuit. — Vin de quinquina et vin de Bordeaux; eau de Seltz et un peu de glace.

Le 30. La malade a perdu un peu de sang par le vagin, cette nuit; l'écoulement est toujours d'une fétidité gangréneuse; l'altération des traits et le refroidissement des extrémités continuent. — Même prescription que la veille.

Le 31. La faiblesse est extrême, le pouls misérable. Un peu d'écoulement de sang; une sanie putride s'écoule par la sonde, introduite dans le foyer, dont l'ouverture ne tend nullement à se cicatriser. Il y a toujours une vive douleur dans le membre inférieur. — On continue les injections iodées dans le foyer; julep avec rhum, 15 gr.

1er juin. Il y a du délire bruyant toute la nuit, des cris déchirants, des hallucinations: la malade reste couchée sur le côté droit; les membres inférieurs sont à demi fléchis, reposant à plat sur le lit. Pouls très-faible, à 124 pulsations. Les traits sont de plus en plus altérés; les extrémités et le nez sont froids. — Même prescription.

Le soir, la malade a rendu une certaine quantité d'un liquide horriblement fétide, et mélangé de caillots sanguins.

Le 2. La nuit et la matinée ont été un peu plus calmes; il y a des rêvasseries, du délire; le pouls est toujours très-faible. Extrémités et face froides, langue humide; pas de dévoiement.

Le 3, l'état déplorable de la malade continue à s'aggraver, et elle s'éteint à cinq heures du matin.

Autopsie. L'épiploon est adhérent, par son extrémité inférieure, à la face postérieure de la vessie et à la face antérieure de l'utérus. Le fond de l'utérus est incliné tout à fait en avant et un peu à gauche. La partie latérale droite du bassin est complétement fermée en haut, et à la partie supérieure on découvre la trompe utérine enroulée autour de l'ovaire, qui est situé plus en dedans. Du côté droit, on voit également partir une espèce de canal transparent, et de la grosseur de l'index; ce canal, qui est très-dilaté, se dirige de dedans en dehors et de bas en haut vers le rein droit, également très-distendu et transformé en une poche à parois transparentes. En décollant les organes du petit bassin, on tombe dans un vaste foyer gangréneux, situé sur la partie latérale droite de l'utérus, et capable de loger le poing; on y trouve des brides membraneuses, du tissu cellulaire infiltré de sang, et des caillots sanguins, dont les uns sont libres et dont les autres adhèrent aux parois de ce foyer putride. Le vagin est baigné de ce liquide infect; l'incision pratiquée sur la tumeur a été considérablement agrandie par le travail gangréneux consécutif.

Le col de l'utérus est remplacé par deux mamelons séparés l'un de l'autre par une fissure profonde; la gangrène s'est étendue aux deux lèvres du col. Les nerfs du plexus sacrés sont tous disséqués, et leur névrilème est ramolli. La face antérieure du sacrum est dénudée dans toute la partie droite; les trous sacrés sont largement ouverts, et l'os carié à leur pourtour. Le foyer putride envoie un prolongement vers la grande échancrure sciatique. La vessie, fortement épaissie, est située sur la partie antérieure et latérale gauche de la tumeur, avec laquelle elle communique largement par son bas-fond. La muqueuse est elle-même gangrenée; le tissu cellulaire est très-épaissi.

Le rectum est considérablement aplati par la pression de la tumeur, mais ne présente pas d'altération; le ligament rond du côté droit fait partie de la paroi supérieure du foyer; la paroi postérieure est fermée à gauche par le rectum, qui adhère à la face postérieure et au bord droit de l'utérus. La trompe droite est extrêmement adhérente à l'ovaire et à la partie supérieure de la tumeur; elle est atrophiée plutôt qu'hypertrophiée, et contient du pus.

L'ovaire droit est envahi dans sa partie inférieure par la gangrène; son tissu est ramolli, son volume n'est pas sensiblement changé. Le ligament large correspondant est converti en une masse dure, informe, remplissant tout le côté droit du bassin, masse dans laquelle on ne peut rien reconnaître.

La trompe gauche présente de nombreuses circonvolutions; elle est distendue par des espèces de hystes demi-transparents, à parois très-fortement épaissies. L'ovaire gauche, légèrement diminué de volume, présente aussi de petits kystes à sa surface.

La gangrène pénètre dans la cavité utérine à une très-grande profondeur. L'utérus mesure 8 centimètres de longueur.

Le rein droit est distendu par un liquide de couleur et d'odeur urineuses; il est converti en un kyste multiloculaire, revêtu par une membrane opaline: son tissu est transformé en un tissu charnu; il mesure 7 centimètres, le gauche 14; le tissu de celui-ci ne paraît pas altéré. L'uretère, du côté droit, est très-dilaté.

Il n'y a aucune lésion appréciable dans les poumons, le foie et la rate.

Cette observation a été rapportée surtout dans l'intention de faire voir comment l'ouverture spontanée d'un foyer purulent dans un organe creux du bassin peut devenir le point de départ d'une infection putride, lorsque le contenu de ces organes communique dans l'intérieur du foyer; elle montre encore le danger de l'intervention de l'art chirurgical pour l'ouverture des foyers purulents du petit bassin. Enfin un point non moins important est l'hydronéphrose consécutive à l'oblitération par compression de l'uretère correspondant. Il est à regretter toutefois que l'état de putridité et de désorganisation dans lequel se sont montrées les lésions à l'autopsie ne nous ait pas permis de mieux préciser le point de départ, et le siége du foyer purulent.

OBSERVATION IX.

Périmétrite ancienne, ovarite double suppurée, infection purulente; mort, autopsie.

J..... (Lydie), couturière, âgée de 25 ans, est entrée, le 26 juillet, à l'hôpital Saint-Antoine, salle Sainte-Thérèse, n° 13 (service de M. Aran), et est décédée le 18 août suivant.

Cette malade est d'une taille élevée, d'une forte et robuste constitution et d'un tempérament lymphatique ; elle a été réglée à 16 ans, sans accidents. Depuis cette époque, les règles sont revenues régulièrement et en même quantité, mais habituellement peu abondantes ; pas de flueurs blanches depuis l'époque de la menstruation, si ce n'est depuis un an. Rapports sexuels à 21 ans; pas d'enfants ni de fausses couches ; la malade avait toujours joui d'une bonne santé, lorsqu'il y a un an, les fonctions générales se sont dérangées ; gêne considérable de la respiration, pâleur, amaigrissement, palpitations de cœur. C'est à cette époque que remonte l'apparition des flueurs blanches, et que les menstrues, quoique périodiques, sont devenues plus pâles ; à la suite de fatigues, la malade éprouva quelques douleurs dans la fosse iliaque droite ; il y a quinze jours, ces douleurs sont devenues plus vives ; et, il y a une semaine, trois jours après une époque menstruelle, elle a été prise d'une douleur siégeant à l'hypogastre et s'irradiant surtout en avant et en dedans dans le côté droit ; la faiblesse générale a augmenté ; la malade ne pouvait se tenir sur ses jambes ; elle a gardé le lit depuis cette époque. Constipation avec ténesme pendant trois jours.

État actuel. 28 juillet. La langue est blanche, les lèvres sont pâles, l'appétit est conservé, pas de vomissements, pas d'envies de vomir ; le ventre est souple, indolent à la pression dans les fosses iliaques et à l'hypogastre ; selles normales ; pâleur générale ; faiblesse, éblouissements, étourdissements, quand la malade se met sur son séant. Bruit de souffle doux au premier temps au cœur, bruit de souffle continu avec redoublement dans la carotide; la respiration est anxieuse, la peau fraîche, le pouls faible, 88 pulsations. — 2 pilules de cynoglosse, cataplasme laudanisé, une portion, vin de quinquina ; bains.

3 août. En touchant la malade debout, on trouve le col abaissé, porté en arrière vers la symphyse sacro-iliaque gauche ; en outre, le col est consistant, sans dureté très-marquée ; œdème de la partie antéro-supérieure du vagin. La portion latérale droite du bassin est occupée par une tumeur qui repousse l'utérus à gauche, et se prolonge derrière cet organe abaissé et immobile; un peu d'écoulement catarrhal par l'orifice entr'ouvert. La sonde pénètre à une profondeur de $0^{m},05$ à $0^{m},06$, où elle est arrêtée d'une manière invincible.

Le 7. La malade se trouve mieux sous l'influence du repos et des bains. L'utérus est toujours repoussé à gauche par une tumeur placée à la droite de cet organe ; cette tumeur, qui immobilise l'utérus dans une certaine étendue, peut être saisie entre une main placée sur l'abdomen et un doigt introduit dans le vagin ou le rectum ; par le toucher rectal, on constate qu'elle se prolonge derrière le corps de l'utérus, auquel elle adhère.

Le 16. La malade est prise, dans la journée du 13, d'un frisson prolongé, d'une fièvre intense, regardée comme l'indice d'une fièvre éruptive ; pas de point de côté, ni d'expectoration. La maladie a fait des progrès dans la journée du 15; la gêne de la respiration appelle l'attention sur la poitrine, où l'on découvre une pneumonie à la base gauche; on a appliqué un vésicatoire. Ce matin les traits sont altérés, le pouls faible, fréquent, misérable; pâleur extrême; 120 à 130 pulsations; respiration suspirieuse (36 par minute); mélange de râles sibilants et sous-crépitants dans les deux côtés en avant, surtout à droite; matité considérable à la base gauche, mais à timbre tympanique particulier; faiblesse du murmure respiratoire en avant; au niveau de la matité, à gauche, égophonie. — Ipéca stibié; vésicatoire.

Le 17. L'accablement est toujours considérable; 124 pulsations, 48 respirations; peu de vomissements; diarrhée abondante, face un peu plus calme. — Poudre d'ipéca, 1 gr.; sirop d'ipéca, 100 gr.

Le 18. Beaucoup de vomissements et de diarrhée; affaissement considérable, altération des traits; 136 pulsations, pouls vibrant, langue et lèvres sèches, soif vive, un peu de râle trachéal. La malade meurt le 18 août.

Autopsie.

La rate, volumineuse, mesure $0^m,14$ verticalement; elle offre à sa surface de nombreuses taches blanches avec fausses membranes, qui correspondent à des foyers purulents, situés les uns le long du bord supérieur et tranchant, les autres à la face externe. Il existe environ quatre ou cinq foyers, de $0^m,015$ à $0^m,02$ de diamètre, renfermant une matière blanche, concrète dans quelques-uns, ramollie dans d'autres, et tapissés, à leur face externe, par une membrane organisée, qui est certainement la membrane interne des veines spléniques; le reste de l'organe forme une espèce de bouillie brunâtre.

Le foie, pâle, ne présente aucune autre altération que sa décoloration et *quelques ecchymoses*.

On trouve 300 grammes ou 400 grammes de sérosité purulente dans la plèvre gauche; le poumon gauche, un peu refoulé, est œdémateux, infiltré d'une sérosité rougeâtre, surtout dans son lobe inférieur, avec quelques petits noyaux rougeâtres, un peu durs; le cœur est mou; on trouve quelques cuillerées de sérosité citrine dans le péricarde.

Tout le petit bassin est rempli d'adhérences qui soudent l'*S* iliaque à la face antérieure du rectum, et les annexes de l'utérus des deux côtés, par des espèces de brides très-courtes, molles, filamenteuses, se déchirant facilement et circonscrivant de petits espaces remplis de sérosité. Utérus en antéflexion marquée; trompes et ovaires des deux côtés, appliqués l'un sur l'autre et étroitement adhérents, surtout le pavillon de la trompe droite, à l'ovaire correspondant. La trompe droite mesure $0^m,14$ en longueur; elle est flexueuse, distendue par une quantité considérable de pus phlegmoneux jaunâtre; pas de rougeur bien évidente de la membrane interne; cette rougeur est au contraire très-marquée à la membrane externe.

Ovaire aplati, doublé de volume; une cuillerée de pus est renfermée dans un follicule situé au centre de l'organe, et qui mesure environ $0^{m},015$ de diamètre; les parois de ce kyste purulent sont très-épaisses.

En détachant les adhérences à gauche, on déchire l'ovaire, qui a acquis un volume considérable, et qui mesure $0^{m},055$ transversalement sur $0^{m},050$ verticalement, et est transformé en un vaste foyer, contenant deux cuillerées de pus phlegmoneux bien lié. L'ovaire est transformé en une poche doublée d'une séreuse épaissie, et revêtue çà et là de fausses membranes, rappelant par leur aspect les fausses membranes de la pleurésie.

La trompe gauche n'a pas contracté d'adhérences par son pavillon avec l'ovaire; elle est très-flexueuse dans sa moitié libre; son pavillon est oblitéré et contient du pus phlegmoneux; ses surfaces sont le siége d'une injection très-vive.

Adhérences nombreuses en avant et en arrière de l'utérus; elles sont filamenteuses et faciles à déchirer; le col est tronqué obliquement de haut en bas et de droite à gauche; il mesure $0^{m},026$ verticalement et $0^{m},030$ transversalement.

La longueur totale de l'utérus est de $0^{m},07$ ou de $0^{m},075$, selon qu'on compte de l'une ou de l'autre extrémité du col; la largeur, au niveau de l'insertion des trompes, est de $0^{m},035$. Le tissu utérin est pâle, *atrophié dans la partie antérieure*, au niveau de la courbure; à ce niveau, la paroi antérieure mesure $0^{m},010$, tandis que la paroi postérieure en mesure $0^{m},012$.

Réflexions. Cette observation ne démontre-t-elle pas de la manière la plus évidente comment une ovarite arrivée à la suppuration peut devenir le point de départ d'une infection purulente? Il nous semble, en effet, difficile d'expliquer autrement les abcès de la rate, les ecchymoses du foie, et les petits noyaux rougeâtres trouvés dans le poumon.

OBSERVATION X.

Périmétrite ancienne trouvée à l'autopsie de la nommée L..... (salle Sainte-Thérèse, n° 15, service de M. Aran), morte d'une hémorrhagie intestinale, causée par un ulcère chronique de l'estomac.

Le toucher vaginal, étant pratiqué sur le cadavre, fait reconnaître une rétroversion des plus prononcées. On sent le col de l'utérus porté en avant, et le corps dirigé en arrière, sans que l'on puisse découvrir un sillon qui indique une flexion du corps sur le col.

La paroi abdominale étant soulevée, on en enlève, avec une éponge, quelques cuillerées de sérosité citrine parfaitement transparente. On voit alors que la cavité pelvienne est fermée en haut par une toile membraneuse, qui, partant du bord supérieur de la vessie, se porte en arrière sur la face antérieure de l'utérus, devenue supérieure, pour gagner le rectum, en s'étendant sur les parties latérales au niveau des limites du détroit supérieur du bassin. Cette fausse membrane, d'apparence filamenteuse, formée de plusieurs couches stratifiées, masque l'utérus et ses annexes qui sont couchés au-dessous d'elle. En l'incisant ou en cherchant à l'enlever, on pénètre dans une foule de petites arrière-cavités circonscrites par des tractus filamenteux dans lesquels se trouve renfermée une sérosité transparente. Les annexes sont appliquées le long du bord externe et un peu antérieur de l'utérus. L'ovaire gauche, à peine reconnaissable, soudé à la trompe et perdu au milieu d'adhérences, est transformé en une sorte de kyste formé d'un corps fibreux, blanchâtre, épaissi, renfermant un liquide un peu noirâtre, et dans lequel on ne rencontre aucune trace d'organisation ancienne.

Du côté droit, la trompe flexueuse est distendue par un liquide noirâtre, et sa membrane interne, hypertrophiée, est colorée en brun.

L'ovaire situé au-dessous de la trompe, dur, ratatiné, est creusé de cavités kystiques, dans lesquelles se trouvent des caillots anciens, noirâtres; les parois en sont fortement épaissies, et comme fibro-cartilagineuses.

L'utérus est volumineux, ne peut être ramené en antéversion avec le doigt introduit dans le rectum; il mesure verticalement 8 centimètres, et d'une trompe à l'autre 4 centimètres et demi. L'épaisseur du col a 3 centimètres; la lèvre postérieure est très-allongée, a plus de 2 centimètres, tandis que l'antérieure n'a que 12 millimètres environ. Petits kystes folliculaires nombreux sur la lèvre postérieure de l'utérus. La cavité interne est presque effacée; la cavité du col, au contraire, assez dilatée, contient du mucus rougeâtre, visqueux. Une ulcération linéaire, rougeâtre, couronne l'orifice, sans pénétrer dans l'intérieur de la cavité du col.

Cette autopsie nous montre les lésions de la périmétrite arrivées à leur dernier terme. Ce qui nous a surtout frappé était cette toile pseudo-membraneuse qui pouvait, jusqu'à un certain point, être confondue avec le péritoine. On voit aussi un des plus beaux exemples que l'on puisse citer de ces brides qui remplissent le bassin en soudant les uns aux autres tous les organes, de manière à changer à tout jamais les rapports normaux de ces divers organes entre eux.

OBSERVATION XI.

Tubercules des trompes, péritonite tuberculeuse; mort.

B..... (Louise), couturière, âgée de 26 ans, est entrée à l'hôpital le 23 mai 1859, salle Sainte-Thérèse, n° 33 (service de M. Aran).

Cette malade est d'une constitution médiocrement forte, et d'un tempérament lymphatico-nerveux. Elle n'a jamais eu, dans son enfance, de gourmes dans la tête, d'ophthalmies ni d'engorgements ganglionnaires. Son père et sa mère sont bien portants, ainsi que son frère et sa sœur. Elle n'a jamais eu de maladie sérieuse que depuis qu'elle est accouchée. Elle fut réglée à 18 ans, régulièrement, sans flueurs blanches ni douleurs; elle se maria à 20 ans et eut deux enfants, le premier il y a deux ans et demi, et le second il y a neuf mois; elle n'a nourri que pendant quelques jours l'un et l'autre de ses enfants. Elle s'est levée le septième jour après son premier accouchement, pour sortir de l'hôpital; elle souffrait beaucoup dans le bas-ventre, ne pouvait se tenir debout et n'aurait pu reprendre son travail, si une douleur vive avec rougeur et gonflement, survenue au même moment au coude gauche, ne l'eût forcée d'ailleurs à entrer à l'hôpital dans le service de M. Richet, d'abord à Saint-Antoine, puis à l'Hôtel-Dieu, alors qu'il suppléait M. le professeur Laugier. Il existait alors une ankylose pseudo-membraneuse du côté gauche. La malade fut traitée par la méthode de Bonnet. L'avant-bras, qui était fléchi à angle droit sur le bras, fut d'abord fléchi entièrement et ramené ensuite dans l'extension complète. On entendit le bruit caractéristique de la rupture des adhérences; le membre fut ensuite placé dans l'extension, et après quelques jours, M. Richet leva l'appareil pour imprimer des mouvements alternatifs de flexion et d'extension; mais, à cause des souffrances que réveillaient ces manœuvres, la malade demanda bientôt à sortir, le membre ayant repris sensiblement la même position.

Cependant les douleurs dans le bas-ventre persistaient; la malade n'en avait pas parlé à l'hôpital, dans la crainte d'être examinée devant tous les élèves de la Clinique. Elle ne tarda pas à devenir enceinte pour la deuxième fois, et accoucha, il y a neuf mois environ; elle fut très-souffrante pendant sa grossesse; elle éprouva de vives douleurs dans le bas-ventre, et commença à tousser, sans toutefois cracher de sang. L'accouchement fut heureux, la malade se leva le neuvième jour, et depuis, les douleurs n'ont fait que continuer à se faire ressentir dans les reins et à l'hypogastre ; depuis la toux a augmenté, a été suivie de quelques crachats de sang, d'amaigrissement notable, de perte des forces, et de diarrhée. Les règles sont revenues à cette époque, et depuis ont reparu tous les quinze jours, peu abondantes, accompagnées de douleurs vives et de flueurs blanches. La miction est douloureuse, et la vulve est le siége de vives démangeaisons.

27 mai. *État actuel.* Amaigrissement considérable, pommettes plaquées d'une coloration rouge ; peau chaude et moite ; 24 respirations et 124 pulsations filiformes, régulières ; fausse ankylose dans la demi-flexion du coude gauche avec atrophie du membre et diminution de volume au niveau de l'articulation ; sonorité de la poitrine plutôt augmentée que diminuée en avant, et respiration forte et rude, vibrante sous les deux clavicules ; diminution relative du son aux deux sommets des poumons en arrière ; respiration rude, soufflante ; expiration prolongée. La respiration semble plus faible à gauche, où il existe en même temps un retentissement notable de la toux et de la voix. Toux fréquente ; expectoration abondante, formée de crachats opaques, spumeux, jaunâtres ; bruit de souffle continu, très-fort sur les parties latérales du cou.

Langue humide, sans enduit ; pas d'appétit ; vomissements muqueux, surtout le matin après les quintes de toux. Ventre très-volumineux, sonore à la percussion ; foie augmenté de volume et refoulé sous les fausses côtes par les gaz de l'intestin. Sensibilité très-grande dans la fosse iliaque droite, dans toute la partie sous-ombilicale de l'abdomen, et s'exaspérant à la pression.

Vagin extrêmement chaud ; mucosités abondantes. Le col de l'utérus est porté très-fortement en arrière et à gauche ; à gauche, on sent distinctement une tumeur ovoïde, du volume d'un petit œuf, un peu irrégulière, et occupant la partie latérale de l'utérus, dont elle est toutefois séparée par un sillon qu'on retrouve seulement par le toucher rectal ; à droite également, et par le même procédé d'exploration, un peu en bas sur les côtés de l'utérus, on sent une seconde tumeur de même forme, de même volume, mais dans laquelle on ne trouve pas les caractères d'inégalités onduleuses que présente quelquefois l'ovaire ; on rencontre en outre des brides formant une rénitence diffuse, dans laquelle semblent englobés l'utérus et les tumeurs précédemment signalées, avec les annexes.

En touchant la malade debout, on constate que le col est porté très-haut en arrière et à gauche ; le corps semble incliné à droite et en antéversion ; œdème mou de la paroi latérale gauche du vagin ; impossibilité d'entraîner le col de l'utérus à droite. Vu au spéculum, le col est irrégulier, déformé, chagriné, induré, d'un volume médiocre ; une petite ulcération superficielle, d'un rouge vif, entoure son orifice qui est entr'ouvert. Desquamation épithéliale de la vulve qui est rouge et humide. — 4 pilules d'extrait d'olivier, de chacune 0,10 centigram.; frictions sur la poitrine avec huile de croton, 30 gouttes; cataplasmes arrosés d'huile de camomille camphré sur le ventre; 2 quarts de lavement laudanisé; une portion.

10 juin. Les symptômes étaient sensiblement les mêmes, quand, dans la nuit, la malade fut prise subitement d'une douleur très-vive dans le ventre. Profonde altération des traits; face grippée, nez effilé, froid. Refroidissement des extrémités; 140 pulsations, filiformes, misérables; 32 respirations costo-supérieures. Ventre très-gros, avec chaleur et douleur très-vive, à la première surtout. La malade précise l'hypogastre et les flancs comme étant les siéges de la plus vive douleur. Un épanchement de liquide s'est fait dans des adhérences, anciennes probablement, car il y a de la matité aux flancs et de la sonorité à l'hypogastre. Langue sèche, vomissements bilieux, verts porracés, abondants; soif vive. — Glace; eau de Seltz; 2 pilules d'opium, de chacune 0,05; fomentation laudanisée sur le ventre.

Le 11. Les vomissements continuent, ainsi que les douleurs de ventre. L'altération des traits est plus grande encore, et la malade meurt sans délire, ce même jour, à onze heures du soir.

Autopsie le 13 juin, à six heures du matin.

L'abdomen est énormément distendu. L'épiploon est couché sur la masse intestinale, qu'il recouvre jusqu'au niveau et au-dessous du pubis; il forme une couche épaisse de 3 à 4 millimètres, très-vivement injectée dans certains points, et infiltré d'un nombre immense de granulations jaunâtres. Adhérences de l'épiploon à la paroi abdominale, depuis l'ombilic jusqu'au pubis, où elles sont très-courtes, très-molles et se déchirent facilement. Quelques litres de sérosité trouble sont accumulés dans les flancs et dans la cavité pelvienne. Par une disposition singulière, tandis que le liquide est surtout en abondance dans les flancs, des anses intestinales le surnagent et sont accolées à la paroi abdominale antérieure, et à la face postérieure des pubis. De nombreux tubercules jaunâtres, du volume d'un pois, existent à la surface de l'intestin, avec des arborisations vasculaires très-abondantes, et des fausses membranes déchiquetées, déposées dans les parties déclives et peu adhérentes.

La rate mesure de 16 à 17 centimètres dans le sens vertical sur 8 transversament; son tissu est noirâtre.

Le foie adhère au diaphragme; est atrophié dans son lobe gauche, tandis que le droit est énorme, passe à l'état graisseux, et nage entre deux eaux.

Il n'existe pas un seul tubercule dans le poumon, ni dans les ganglions bronchiques qui paraissent très-sains. On remarque une congestion pulmonaire intense, surtout aux lobes inférieurs et aux bords postérieurs.

On renouvelle les touchers vaginal et rectal qui donnent lieu aux mêmes sensations que pendant la vie. On retrouve les deux tumeurs signalées et l'on peut reconnaître, en portant les yeux dans le bassin, que ces deux tumeurs, qui existent de chaque côté de l'utérus, sons dues à une altération des trompes, que nous décrirons plus loin.

L'utérus est incliné par son fond du coté droit : le col regarde à gauche. La matrice est soudée avec le rectum par des adhérences très-épaisses, très-résistantes et formant une espèce de plancher qui ferme l'espace compris dans l'intervalle de deux ligaments utéro-sacrés ou de Douglas. Au-dessous de ce plancher, existe, comme enkystée au milieu de fausses membranes, une certaine quantité de sérosité. Toutes les annexes de l'utérus sont recouvertes de fausses membranes jaunâtres, épaisses, friables, présentant çà et là des points ecchymotiques. Le tissu cellulaire, intermédiaire à l'utérus et à la vessie, est considérablement épaissi et présente une infiltration séreuse. L'utérus mesure verticalement 0,065 millimètres dans sa totalité. On trouve 0,04 centimètres en mesurant le fond de l'insertion d'une trompe à l'autre. L'angle supérieur droit du corps de l'utérus descend plus bas que le gauche, ce qui nous explique à un certain point la direction du col. Au niveau de l'orifice de ce dernier, il existe une ulcération très-superficielle, qui ne pénètre pas dans la cavité cervicale. Les muqueuses du col et du corps communiquent librement et présentent une coloration noirâtre.

Les deux trompes, très-hypertrophiées, se présentent sous la forme de deux petits intestins, avec des bosselures, des inégalités, des ondulations; toutes deux sont distendues par une matière tuberculeuse jaunâtre, concrète, épaisse, ressemblant à de la bouillie, qui reflue par la pression des trompes dans l'utérus. La gauche mesure 0,14 centimètres de longueur ; son volume est celui d'une petite pomme. Son pavillon est libre, ouvert, et laisse également s'écouler à la pression la matière tuberculeuse. La trompe droite est un peu plus courte que la précédente, mais elle a sensiblement le même volume et présente les mêmes altérations.

L'ovaire gauche, ratatiné, est un peu atrophié; le droit au contraire est d'un volume considérable, mais ne contient, non plus que celui du côté opposé, aucun follicule de Graaf reconnaissable à l'œil nu. Des fausses membranes en très-grand nombre, très-épaisses, très-fermes, et par conséquent de date déjà ancienne, soudent entre eux les ovaires et les trompes. Des fausses membranes, ayant les mêmes caractères, s'étendent aussi des bords de l'utérus aux annexes, de sorte que tout l'appareil génital se trouvait ainsi réuni en une espèce de masse. Il n'y a pas de pus dans les tissus utérins, autour de l'utérus, ni dans les ligaments larges.

Réflexions. Dans cette observation, nous voyons la diathèse tuberculeuse se manifester d'abord sur les trompes, puis s'étendre au péritoine, tandis que, par une exception singulière, les poumons sont exempts de tubercules. Cependant la malade avait été considérée comme atteinte de pneumophymie en raison des symptômes qu'elle avait présentés pendant la vie du côté de la poitrine. D'un autre côté, n'est-on pas encore frappé de l'influence manifeste que la grossesse a exercée sur la marche de la tuberculisation?

OBSERVATION XII.

Périmétrite, ovarite chronique tuberculeuse, ponction d'une tumeur purulente par le rectum; mort par péritonite tuberculeuse et fièvre typhoïde; ovaire, trompe, et utérus tuberculeux.

T..... (Victoire), polisseuse de marbre, âgée de 32 ans (service de M. Aran).

Cette femme, d'une constitution faible, d'un tempérament lymphatique, a eu une pneumonie à l'âge de 18 ans. Réglée à 12 ans, avec quelques douleurs et des retards ne dépassant pas quinze jours; elle a ordinairement des flueurs blanches, à l'époque des règles. Elle a eu un enfant, il y a six ans, à terme et sans accident. Elle s'est levée au quatrième jour de son accouchement, a nourri son enfant pendant vingt et un mois, et a toujours un peu souffert dans le bas-ventre, mais sans y attacher plus d'importance. Elle est entrée dans le service à deux reprises différentes, pour des douleurs névralgiques (névralgie faciale périodique sur le trajet du sus-orbitaire et névralgie intercostale), qui ont offert des exacerbations et des rémissions, et ont fini par se calmer.

Juin 1857. A sa première entrée à l'hôpital, voici l'état des organes génitaux de la malade :

Elle souffre depuis deux ans dans les reins, à cause de sa profession, qui la force à se tenir debout. L'utérus est fortement incliné par son fond vers le côté droit, et par son col vers le côté gauche ; mais il peut être ramené à sa situation normale. Un peu de sensibilité dans les mouvements.

24 novembre. A sa seconde entrée à l'hôpital, motivée encore par une névralgie, les accidents utérins n'attirant qu'une attention secondaire de la part de la malade, elle accuse cependant de la douleur dans les reins avec une sensa-

tion de pesanteur plutôt qu'une douleur dans le bas-ventre. Les règles sont toujours très-pénibles. En touchant la malade debout, on trouve l'utérus très-abaissé, le col reposant sur le plancher du bassin du côté gauche, le corps dévié à droite, et une antéflexion très-marquée; on constate en outre de la sensibilité dans les mouvements.

Au spéculum : col volumineux, orifice pâle, entr'ouvert; ulcérations sur les deux lèvres, principalement sur l'antérieure. — Laudanum, amidon.

6 décembre. Elle se trouvait assez bien, lorsque, il y a cinq jours, elle a été prise d'une douleur dans la fosse iliaque gauche, puis dans la droite, où elle est restée depuis. Les règles ont paru, il y a quarante huit heures, en avance de huit jours; les douleurs sont devenues de plus en plus vives. Perte d'appétit, frisson, fièvre.

Le 7. Aujourd'hui 72 pulsations; peau chaude et moite, aspect de souffrance, langue chaude, humide; pas de soif. Au toucher vaginal, utérus abaissé, immobile, fixe du côté droit, par suite de la présence d'une tumeur du volume d'un œuf de poule, rénitente à la pression, arrondie, appliquée le long du bord droit de l'organe, qu'elle déborde en arrière, ainsi que le toucher rectal le fait reconnaître. — 20 sangsues dans la fosse iliaque droite; calomel, 0,20; extrait thébaïque, 0,30, en 6 pilules; cataplasme; lavement avec miel mercurial.

Le 8. Ventre parfaitement indolent; soulagement très-marqué; sommeil agité; deux garde-robes à la suite du lavement; 84 pulsations, peu de chaleur. — Calomel, 0,10; extrait thébaïque, 0,20, en 4 pilules; cataplasme; bouillons.

Le 9. Encore des élancements dans le bas-ventre; 80 pulsations; peau chaude, quelques vomissements; vagin encore chaud, baigné de mucosités: tumeur accolée à la paroi latérale et postérieure de l'utérus. —12 sangsues sur le col; frictions mercurielles sur le ventre; cataplasme.

Le 10. Les sangsues ont bien coulé; elle se trouve soulagée. — Bains prolongés deux jours de suite.

Le 12. Un peu de soulagement par les bains; les garde-robes ont provoqué néanmoins des douleurs assez vives; col très-volumineux, fortement abaissé, douloureux au toucher.

Tumeur volumineuse remplissant la partie latérale droite, un peu en arrière; œdème des parois vaginales. La tumeur, examinée par le rectum, remplit presque le bassin du côté droit; la ponction exploratrice par le rectum donne issue à quelques gouttes de pus.

Le 13. Soulagement après la ponction, malgré un violent accès de fièvre, avec frissons, qui a duré une partie de la nuit; un peu de diarrhée; 72 pulsations; utérus toujours très-immobile, par suite de la présence de la tumeur qui fait saillie dans le rectum, et dans laquelle on peut sentir une apparence de fluctuation.

Le 15. Assez bon état; seulement dévoiement qui dure depuis trois jours; 80 pulsations; un peu de sensibilité dans la fosse iliaque droite; pas de pus dans les garde-robes; utérus toujours repoussé d'arrière en avant et de droite à gauche par une tumeur très-reconnaissable par le vagin, et que l'on peut sentir par la palpation du ventre dans la fosse iliaque droite; elle est très-fortement développée du côté du rectum, immobilise l'organe, offre des parties plus molles dans certains points, a le volume d'un gros œuf de poule au moins; un peu de salivation. — Cataplasme; vin de quinquina; sous-nitrate de bismuth, 4 grammes; extrait thébaïque, 0,10.

Le 18. Douleur un peu moins vive, mais sueurs très-abondantes; la tumeur fait toujours dans le rectum une saillie considérable. Ponction avec un trois-quarts explorateur. Rien ne coule; la canule ramène seulement un peu de pus.

Le 19. Deux heures après la ponction, la malade a été à la selle et a rendu un peu de pus par le rectum. Quelques heures après, nouvelle selle, et évacuation plus considérable de pus; cependant il reste toujours un noyau dur et adhérent du côté droit, qui a encore le volume d'un petit œuf; la tumeur paraît donc s'être affaissée. — Bain; une portion.

Le 24. Col toujours très-bas, utérus parfaitement mobile; derrière le col et à droite, il existe une dépression sur le point où on ressentait autrefois la tumeur. Par le rectum on la retrouve encore, mais complétement affaissée et réduite à un noyau qui adhère aux parois du bassin.

4 janvier 1858. La malade se trouve moins bien depuis trois ou quatre jours. Les règles, attendues, n'ont pas reparu; sueurs nocturnes. Elle souffre beaucoup dans les deux fosses iliaques; douleur vive en urinant, et moindre en allant à la garde-robe; pâleur de la face, diminution de la sonorité et allongement de l'expiration sous la clavicule droite; la tumeur située à droite a considérablement diminué: à gauche, l'utérus est fixe et immobile; douleurs dans les mouvements communiqués de gauche à droite; par le toucher rectal, on constate que l'ovaire droit est presque revenu à son volume ancien; mais, du côté gauche, grande rénitence, très-marquée sur la partie latérale de l'utérus; rénitence au milieu de laquelle on croit saisir l'ovaire. — 8 sangsues sur la fosse iliaque gauche.

Le 21. La malade ne souffre qu'un peu à l'hypogastre. Col volumineux avec rougeur au pourtour de l'orifice sans ulcération. — Laudanum, amidon.

Le 23. Col d'un volume médiocre, un peu rouge seulement. — Laudanum, amidon.

Le 25. Col sain. — Laudanum, amidon.

Le 26, injections et douches froides.

1er février. La malade sort pour quelques jours, conservant encore un peu de diarrhée et de sensibilité à l'hypogastre; quelques élancements au niveau du pubis. L'utérus est redevenu mobile; le vagin est dégagé du côté droit; mais, du côté gauche, l'utérus est réuni à une espèce de tumeur que l'on ne peut délimiter; par le toucher rectal, on constate sur la partie latérale droite de l'organe une espèce de moignon, gros comme un petit œuf de pigeon; du côté gauche, on sent manifestement l'ovaire sur les parties latérales gauches de l'organe, et des brides qui l'unissent de ce côté avec l'utérus et les parois du bassin.

22 mars. La malade rentre, n'ayant jamais pu travailler depuis sa sortie, à cause des douleurs qu'elle ressentait dans le bas-ventre. Prise, le 16 mars, d'accidents fébriles aigus avec céphalalgie et délire; vomissements bilieux. Elle rentre dans le service le 22 mars, et on constate l'état suivant :

Amaigrissement très-marqué; 112 pulsations, 24 respirations; toux très-fréquente, crachats puriformes, peau chaude et sèche, langue collante, un peu rouge ainsi que les lèvres. Le mal de tête a disparu; sonorité très-exagérée des deux côtés en avant; respiration faible avec sibilance à droite, forte avec allongement de l'expiration à gauche; respiration forte et rude dans tout le côté gauche en arrière; respiration relativement plus faible à droite; retentissement de la voix aux deux sommets; sensibilité très-vive à la région épigastrique; rénitence très-marquée du ventre, sans bosselures appréciables; le foie dépasse le rebord des fausses côtes de près de trois travers de doigt. Dévoiement de temps en temps; sonorité dans les parties déclives de l'abdomen; matité autour de l'ombilic. Utérus assez mobile, peu douloureux dans les mouvements; les tumeurs des ovaires sont réduites à des noyaux, dont le droit est le plus gros. — Extrait thébaïque, 0,15 centigr.

4 avril. Morte dans la nuit, après avoir présenté une fièvre vive avec altération des traits, des vomissements et des douleurs très-vives dans le ventre, qui s'est rétracté et est devenu très-résistant.

Autopsie.

A l'ouverture du cadavre, on trouve quelques cuillerées de pus mêlé de fausses membranes dans la cavité abdominale et surtout dans le petit bassin. Adhérences peu nombreuses dans la cavité abdominale proprement dite; mais, en approchant du petit bassin, les adhérences deviennent de plus en plus nombreuses et serrées, au point de ne pas permettre la séparation des intestins sans rupture.

Nombreuses granulations miliaires à la surface du péritoine, qui est injecté très-vivement.

Infiltration tuberculeuse générale des poumons, moins marquée au poumon gauche qu'au droit; tubercules des ganglions mésentériques, rate à peine augmentée de volume, reins décolorés; foie décoloré, avec hypertrophie de la substance jaune, et dilatation marquée des orifices des veines hépatiques.

Nombreuses ulcérations typhoïdes à l'intestin grêle; la vessie est affaissée contre le pubis, et contient quelques cuillerées d'une urine très-foncée; anses intestinales soudées entre la vessie et la face antérieure de l'utérus; longueur totale de l'utérus, $0^m,077$; col faisant peu de saillie dans le vagin, violacé, et mesurant $0^m,022$ transversalement, sur $0^m,20$ verticalement.

Hypertrophie très-marquée du ligament rond, surtout du côté gauche.

La face postérieure de l'utérus a contracté des adhérences avec l'*S* iliaque par des séries superposées de tractus membraneux, dont quelques-unes, très-fines, rappellent les colonnes charnues du cœur.

Pus infiltré au niveau des adhérences du côté droit; les adhérences sont infiltrées de sérosité transparente; quelques tubercules déposés çà et là dans les fausses membranes.

Ovaire droit situé profondément dans le cul-de-sac latéral, au contact de la paroi inférieure du bassin, réduit à un moignon informe, reconnaissable à ses cicatrices, contenant des foyers sanguins un peu anciens.

Énorme épaisseur des parois de la trompe droite, qui a $0^{mm},004$, et dont l'orifice est largement béant dans le péritoine; elle contient une espèce de pus tuberculeux.

Ovaire gauche altéré, perdu au milieu d'adhérences épaisses qui le soudent à la trompe et aux parties voisines; son extrémité terminale, libre, contient un tubercule ramolli, du volume d'une noisette.

Épaisseur très-marquée de la trompe gauche, qui contient du pus et de la matière tuberculeuse ramollie; cavité intérieure de l'utérus contenant du pus concret à sa surface, ressemblant à de la matière tuberculeuse ramollie.

Réflexions. Si on s'était borné à un examen superficiel de l'utérus chez cette malade, n'aurait-on pas pu admettre assez facilement une névralgie utérine; tandis que le toucher, pratiqué avec plus de soin non-seulement par le vagin, mais aussi par le rectum, a permis d'arriver au diagnostic presque irréprochable de l'altération des annexes, et en particulier des ovaires?

OBSERVATION XIII.

Périmétrite ancienne, déviation de l'utérus, chlorose, péritonite survenue à la suite de l'introduction de l'hystéromètre; mort, autopsie.

V..... (Mélanie), 28 ans, couturière, entrée à l'hôpital le 10 août, décédée le 14 du même mois.

Cette femme est d'une assez bonne constitution, d'un tempérament lymphatique; elle a eu quelques maladies graves (croup, choléra, fièvre typhoïde). Réglée à 14 ans, sans douleurs ni flueurs blanches, elle a eu deux enfants, le dernier il y a sept ans; accouchement heureux. Six semaines ou deux mois après l'accouchement, elle a commencé à éprouver des douleurs avec gonflement dans le bas-ventre. Elle fut traitée, chez M. Piedagnel, par les antiphlogistiques *loco dolenti*, sortit au bout de six semaines en assez bon état, conservant néanmoins un peu de douleur dans le côté gauche du bas-ventre, avec gonflement de temps en temps. A la fin de 1856, à la suite de fatigues, elle a commencé à souffrir davantage dans le côté gauche et les reins, en même temps que les règles ont présenté des irrégularités; constipation habituelle, miction dificile depuis un mois, suivie de cuisson à la vulve; flueurs blanches; rapprochements sexuels douloureux depuis quatre mois: les douleurs ne paraissent qu'après le coït et durent une journée; maux d'estomac depuis sept ou huit mois, avec nausées, gonflement, lenteur des digestions; fièvre et frissons de temps en temps; palpitations de cœur en montant les escaliers.

Douleur et faiblesse dans le membre inférieur gauche, gênant la marche et augmentant par la simple position verticale.

11 août. *État actuel.* Embonpoint conservé et même augmenté: la malade a gagné 19 livres en neuf mois; pouls faible, 76 pulsations; céphalalgie fréquente, bruit de souffle intermittent avec redoublement sur les parties latérales du cou.

Col de l'utérus, d'un volume considérable, dirigé en avant et un peu en haut, déchiqueté, bosselé, irrégulier, entr'ouvert, formé de nombreuses saillies qui semblent s'emboîter les unes les autres; induration considérable.

Corps de l'utérus porté en arrière dans la concavité du sacrum, qu'il remplit en partie; sillon postérieur très-marqué. Le toucher rectal confirme l'existence de la rétroflexion; pas de matières dans la portion du rectum placée au-dessous de l'utérus rétrofléchi. Impossibilité de redresser la courbure en pressant sur la portion fléchie; avec un doigt placé dans le rectum et l'autre dans le vagin, on parvient sans difficulté à faire basculer l'organe, mais non à le ramener dans la rectitude.

Mêmes caractères au toucher vertical qu'au toucher horizontal.

Au spéculum, le col présente un aspect bósselé, mais moins prononcé qu'au toucher, et un orifice presque perpendiculaire par rapport au col, et que la sonde montre n'être que l'ouverture d'un follicule. La sonde pénètre avec facilité la concavité de la courbure, en bas, dans le col, circonscrit par une exulcération; profondeur à laquelle pénètre l'hystéromètre, 7 centimètres et demi : on ramène une certaine quantité de sang et de mucus. Impossibilité de redresser avec la sonde le fond de l'utérus, qui reste fixé même dans les mouvements de latéralité qu'on cherche à lui imprimer.

Le 12. Hier, gonflement du ventre sans douleur bien vive. Frisson ce matin, avec claquements de dents, suivi de fièvre; peau chaude et sèche; 108 pulsations. Langue collante, soif ardente, envies de vomir. Ventre non tendu; sensibilité très-vive du bas-ventre à la pression. — 30 sangsues à l'hypogastre; julep, huile de ricin, 30 gr., et huile de croton, 2 gouttes.

Le 13. La malade n'a pas été calmée par les sangsues. Quelques vomissements, évacuations alvines abondantes. Soif vive, altération des traits; 76 respirations plaintives; pouls misérable, à 120 pulsations; douleurs extrêmement vives dans l'abdomen, et surtout dans les fosses iliaques; utérus très-sensible au moindre mouvement; rétention d'urine depuis hier matin; nausées, vomissements bilieux de temps en temps; matité dans les parties déclives de l'abdomen.

Le 14. Les vomissements et les douleurs du ventre ont continué; altération profonde des traits; voix éteinte, lange froide, pouls misérable à la radiale.

Morte le 14 août, à dix heures du matin.

Autopsie. A l'ouverture de l'abdomen, on trouve des anses intestinales vivement injectées, mais non soudées par de fausses membranes. A mesure qu'on approche du petit bassin, on trouve les intestins fortement vascularisés et une certaine quantité de pus épais, sans aucune trace de fausses membranes. Quelques cuillerées de pus se trouvent dans la région des flancs.

Vu par le haut du petit bassin, l'utérus se montre sous la forme d'une voûte à courbure postéro-inférieure, avec des adhérences en arrière. Les deux trompes sont accolées contre le rebord du bassin. Les intestins étant enlevés, l'utérus conserve la même position, reste toujours éloigné par son fond de la circonférence postérieure du bassin.

De la face postérieure de l'utérus, au voisinage de son fond, se détache une bride, longue de près de 0,04 centimètres, filamenteuse, aplatie, transparente; cette bride va s'insérer, par une base triangulaire, sur la face antérieure du rectum.

Au fond du sinus formé par l'angle de la courbe postérieure de l'utérus, existent trois groupes d'adhérences, un médian et les deux autres latéraux, qui, joints à la bride déjà décrite, empêchaient l'utérus d'être redressé. On peut vérifier, du reste, qu'à mesure qu'on porte le corps en avant, le col se porte en arrière. Néanmoins il est possible d'arriver à un certain degré de redressement; mais il reste toujours un sillon.

La courbure de l'utérus n'est pas angulaire, mais arrondie; elle commence un peu au-dessus de la réunion du col et du corps. Injection très-vive à la surface de l'ovaire gauche, qui mesure 0,05 de long sur 0,015 de large. Son tissu est dense, présente quelques vésicules de de Graaf et quelques ecchymoses avec des caillots. L'ovaire et la trompe sont soudés l'un à l'autre par des adhérences filamenteuses. Raccourcissement considérable du ligament de l'ovaire.

La trompe, par suite, est fortement recroquevillée sur elle-même; son pavillon, d'un rouge-brun, vivement injecté; quand on la presse, il s'en échappe du mucus comme purulent.

En ouvrant la trompe, on la trouve pleine de pus dans sa moitié externe, sans que la membrane interne présente d'injection.

La trompe et l'ovaire droits sont soudés l'un à l'autre par des adhérences filamenteuses anciennes, mais bien plus serrées qu'à gauche; et tandis que la trompe gauche est très-courte, la droite mesure 0,11 centimètres. Son calibre est sensiblement augmenté; elle est perméable dans presque toute son étendue, et contient partout du pus, sans que sa membrane interne soit injectée.

Les orifices des trompes, dans la cavité utérine, ne sont pas dilatés et ne laissent s'écouler aucun liquide, quand on presse sur les trompes de dehors en dedans.

L'ovaire droit est très-dense, très-fortement injecté à l'extérieur, et mesure 6 centimètres; il est creusé, à l'intérieur, de nombreuses cavités, dont quelques-unes contiennent des caillots. Le stroma est plus résistant que d'habitude.

Vu du côté du vagin, le col présente une forme conique, constituée par une lèvre supérieure très-épaisse, qui mesure à sa base 3 centimètres sur 0,015 millimètres de haut en bas, et une lèvre inférieure subdivisée en deux saillies secondaires.

L'orifice ressemble à une fente dirigée obliquement de haut en bas et de gauche à droite.

Par suite de l'écartement des deux lèvres, une grande partie de la cavité du col se trouve à découvert.

Longueur totale de l'utérus, 8 centimètres.

Largeur d'une trompe à l'autre, 5 centimètres. Longueur du col, jusqu'à sa réunion avec le corps, 3 centimètres et demi. La cavité du corps mesure 0,042 millimètres et celle du col 0,030 millimètres.

Une certaine quantité de sang coagulé existe dans la cavité interne de l'utérus, au voisinage de l'orifice des trompes; mais ce qui est surtout remarquable, c'est l'épaississement de la muqueuse (2 millimètres) au voisinage des trompes.

L'injection de la muqueuse est générale et s'étend aussi au tissu de l'utérus plus mou, plus rosé que d'habitude.

Au niveau du sillon, le tissu utérin n'a subi aucune modification, ni en avant, ni en arrière, si ce n'est que l'épaisseur de la partie postérieure à ce niveau est de 3 à 4 millimètres plus considérable en avant qu'en arrière.

Cœur petit, rétracté; poumons très-sains. Rien à dire du foie, de la rate et des reins.

Il n'est pas possible de méconnaître l'influence directe de l'introduction de l'hystéromètre sur la production de la péritonite à laquelle a succombé la malade. Les détails de l'autopsie ne montrent-ils pas le danger du cathétérisme dans les déviations de l'utérus, lorsqu'il existe des brides ou des adhérences?

OBSERVATION XIV.

Périmétrite ancienne, suite de couches: cautérisation du col avec le charbon incandescent; retour des accidents à la forme aiguë; pelvi-péritonite, issue spontanée d'une grande quantité de pus dans le rectum. Guérison.

G..... (Joséphine), blanchisseuse, 21 ans, entrée, le 10 décembre 1857, salle Sainte-Thérèse, n° 24.

Constitution assez faible, taille petite, tempérament lymphatico-nerveux, rarement malade; pas de maladies sérieuses. Réglée à 12 ans, six mois d'interruption, puis les règles viennent régulièrement, sans douleurs; flueurs blanches continuelles depuis qu'elle est mariée; rapports sexuels à 16 ans. Un enfant, il y a deux ans, à terme et sans accidents; s'est levée le lendemain de sa couche, et a été prise aussitôt de douleurs vives dans le bas-ventre. Des sangsues ont été appliquées dans la fosse iliaque gauche. Elle s'est rétablie à la suite et n'a pas souffert jusqu'à il y a un an.

Elle est très-souvent indisposée depuis son accouchement; souffre de maux d'estomac, et a beaucoup maigri. Les règles, qui étaient régulières, ont apparu le 3 novembre à leur époque. Le 20 du même mois, perte assez abondante qui a duré huit jours avec coliques, douleurs vives dans les reins. Elle a rendu un gros caillot.

Souffre d'avantage dans le ventre depuis cette époque. Les règles n'ont pas varié depuis un an. Un peu de constipation depuis un mois. Pas de douleurs dans les rapports sexuels avant la perte qu'elle vient d'avoir, mais elle souffre depuis. Pas de douleurs dans les membres inférieurs, pas de palpitations en montant les escaliers, ni d'attaques de nerfs.

12 décembre. Pâleur, amaigrissement, pouls faible, 80 pulsations, yeux ternes. Respiration forte aux deux sommets et surtout à droite. Les maux d'estomac ont disparu depuis la perte. Un peu de sensibilité dans les fosses iliaques et à l'hypogastre. Se trouve mieux couchée que debout.

Col placé très-près de la vulve, dirigé en avant et un peu à gauche, volumineux, composé de deux lèvres entr'ouvertes, largement écartées l'une de l'autre. En arrière du col et au-dessus de l'insertion du vagin, du côté gauche, on sent une tumeur du volume d'un gros œuf de poule, bosselée, sensible à la pression, immobilisant complétement l'organe. Impossibilité d'imprimer à l'utérus aucune espèce de mouvement. Le toucher rectal achève de démontrer l'existence d'une tumeur arrondie, irrégulière, bosselée, adhérente aux parois du bassin à gauche. Du côté droit, existent des adhérences qui fixent le col de l'utérus, et l'immobilisent de ce côté. Les matières sont donc obligées de passer sous une espèce de pont, constitué en avant par l'utérus, sur les côtés par des adhérences.

En touchant la malade debout, on trouve le col en avant très-volumineux.

Au spéculum, col presque sain, légèrement exulcéré. — 12 sangsues sur le col.

Le 13. Soulagée par les sangsues qui ont bien coulé.

Le 14. Col un peu rouge. — Laudanum, amidon.

Le 19, laudanum, amidon.

Le 24. Les règles n'ont fait que paraître il y a quatre jours. Douleurs vives dans le ventre, surtout à gauche, ressemblant à celles de l'accouchement. Col volumineux, rougeur plus vive autour de l'orifice. Écoulement transparent s'échappant du museau de tanche.

Le 26. Perd beaucoup en blanc. L'orifice est entr'ouvert, très-légèrement ulcéré, sans rougeur. — Laudanum, amidon.

Le 28. Se trouve mieux; un peu de douleur de ventre, rougeur de l'orifice, un peu d'écoulement catarrhal. — Laudanum, amidon.

Le 30. Se trouve bien; à peine écoulement catarrhal.

5 janvier 1858. La malade sort. Chaleur dans le vagin, utérus toujours gros, douleurs dans les mouvements, col de l'utérus volumineux, un peu d'écoulement catarrhal.

23 mai 1859. La malade rentre dans le service avec des accidents de métrorrhagie.

Touchée debout, vagin très-chaud, utérus abaissé; col presque sur le plancher du bassin, dirigé à gauche, d'un volume triple, constitué par des lèvres rebondies, épaisses, un peu dures, séparées par une fente profonde; corps volumineux, incliné à droite, sensible à la pression; utérus adhérent à gauche à une tumeur du volume d'un gros œuf de poule, se prolongeant un peu derrière l'utérus, immobilisant l'organe; sensibilité dans les mouvements, un peu d'œdème des lèvres; la surface du col laisse suinter du sang; col volumineux, d'un rose pâle, avec exulcération superficielle, comme érythémateuse, à sa surface.

Le 30. Col volumineux, entr'ouvert, avec exulcération au pourtour. — Cautérisation avec le charbon; irrigation.

2 juin. L'eschare n'est pas détachée. — Laudanum, amidon.

Le 9. Malgré les recommandations, la malade, très-indocile, se lève toujours et se promène. Depuis la cautérisation, douleurs plus vives dans le bas-ventre et surtout à droite. Depuis le 5, fièvre vive avec nausées et vomissements alimentaires et bilieux; 104 pulsations; pas d'altération des traits; les règles ont reparu et se sont arrêtées aussitôt; douleurs très-vives dans la fosse iliaque droite.

Par le toucher, on trouve à la partie latérale droite du col, en refoulant le cul-de-sac du vagin, une tumeur qui correspond à une rénitence que l'on sent à la palpation abdominale; immobilisation complète de l'utérus. Par le rectum, on apprécie encore mieux la tumeur, dans laquelle on ne peut distinguer l'ovaire. Constipation depuis quatre ou cinq jours; on sent sur la tumeur, dans le rectum, des battements artériels. — 2 pilules, huile de croton, et 20 sangsues dans la fosse iliaque droite.

Le 10. Peu de soulagement par les sangsues; selles abondantes, pouls toujours fréquent, et vomissements. — Calomel et opium; de chaque, 0,20 centigr.; frictions mercurielles.

Le 13. Depuis hier, rétention d'urine qui a nécessité le cathétérisme deux fois par jour; partie inférieure de l'abdomen très-sensiblement développée, même après l'évacuation de l'urine; vagin extrêmement chaud, col fortement repoussé en haut et en avant, vers le pubis, par la paroi postérieure du vagin, derrière laquelle il existe une énorme tumeur, surtout très-reconnaissable en arrière et du côté gauche; la tumeur est dure, fait une forte saillie vers le rectum, dont elle déprime la paroi antérieure et latérale gauche. OEdème considérable des parois, chaleur très-vive du rectum; la tumeur remonte jusqu'à l'angle sacro-vertébral; 90 pulsations, 28 respirations. La malade ne ressent pas de douleur dans les membres inférieurs, et peut exécuter tous les mouvements. Constipation rebelle et impossibilité de prendre des lavements, qu'elle rend aussitôt. — Même prescription.

Le 14. Selles abondantes hier et dans la nuit, urines volontaires, commencement d'hydrargyrie sur le bas-ventre; gencives un peu blafardes, tuméfiées, à peine sensibles; liquide trouble baignant la vulve et le vagin.

Col toujours refoulé en haut, et augmentation de la tumeur, qui repousse encore plus en avant la paroi postérieure du vagin, ce qui rétrécit ainsi considérament ce conduit. La tumeur remplit le petit bassin à droite et à gauche; les parois paraissent œdémateuses. Par le rectum, on croit reconnaître en avant les replis de Douglas fortement distendus et représentant une courbe à concavité postérieure. Même état général. — Même prescription.

Le 15. Très-souffrante. Ce matin, la malade a été prise d'un besoin d'aller à la selle, et a rendu par le rectum un demi-litre environ de pus très-épais. Grand soulagement à partir de ce moment; éruption miliaire hydrargyrique; fièvre modérée, face calme. La tumeur est encore apparente dans le côté droit du bas-ventre; rénitence également très-marquée à gauche. — On supprime les frictions mercurielles: fomentations d'huile de camomille camphrée; cataplasme (*bis*).

Le 16. Ventre encore très-tendu, surtout dans sa moitié inférieure. L'écoulement du pus s'est arrêté. Ventre indolent; la tumeur bombe toujours à droite; 88 pulsations; quelques frissons hier; un peu de gingivite.— Même prescription.

Le 17. La malade a rendu un peu de pus hier soir et ce matin.

Le 23. La malade a rendu du pus pendant trois jours; elle a été bien soulagée dans les premiers jours, mais elle souffre un peu plus maintenant dans la fosse iliaque droite, et la tumeur que l'on sentait à ce niveau, après s'être affaissée, a reparu. Pas de chaleur à la peau; 84 pulsations et 24 respirations.

Dans la fosse iliaque droite, immédiatement au-dessus du ligament de Fallope, qu'elle dépasse de trois travers de doigt, on sent une tumeur qui se prolonge profondément dans le bassin; sensibilité à ce niveau; pas de douleur à l'hypogastre, ni dans la fosse iliaque gauche; l'utérus est à la distance d'une phalange de l'orifice vulvaire; col refoulé d'arrière en avant, de bas en haut, se trouvant à peu de distance de la symphyse pubienne; corps renversé en arrière. Il est situé au milieu d'une masse dure qui occupe la partie postérieure et latérale droite du bassin, et qui s'étend un peu à gauche. La main appliquée sur le ventre, et le doigt dans le vagin, se renvoient la tumeur. Immobilisation complète de l'utérus. Par le toucher rectal, on sent que la paroi antérieure et latérale droite du rectum est déprimée, et le bassin rempli par une tumeur du volume du poing; des brides ou les ligaments utéro-sacrés forment un plancher qui s'étend du côté gauche; quelques frissons erratiques.

Le 29. La malade a rendu hier, à plusieurs reprises, de la matière formée de grumeaux et de pus séreux. Vomissements alimentaires et bilieux depuis deux jours ; pas d'appétit ; amaigrissement très-considérable ; pouls faible, de 96 à 100 pulsations. La tumeur semble diminuer du côté de l'abdomen ; on la sent encore dans la fosse iliaque droite et à l'hypogastre ; peu de sensibilité à la pression ; ventre un peu tendu ; le col paraît se dégager de la tuméfaction ; la paroi postérieure du vagin ne bombe plus ; l'utérus est un peu mobile ; rénitence très-marquée à droite. Par le rectum, on circonscrit mieux la tumeur, qui a considérablement diminué, et l'on sent en outre une obliquité du rectum, qui semble dirigé à droite et en haut ; avec le doigt, on peut sentir un rétrécissement du calibre intestinal, formant un coude au niveau de la symphyse sacro-iliaque droite. — Une côtelette, vin de Bordeaux, vin de quinquina ; lavement et fomentations d'huile de camomille camphrée.

1er juillet. Toujours vomissements verts bilieux ; constipation depuis cinq jours ; toujours des douleurs dans le ventre ; n'a plus rendu de pus. — Huile de ricin, 15 grammes.

Le 2, bains de siége avec irrigations froides.

Le 5. Ventre plus tendu, un peu plus douloureux ; douleur très-vive vers la fosse iliaque droite. — 12 sangsues.

Le 14. La malade, très-pâle, très-amaigrie, a des accidents de gastralgie, avec vomissements, inappétence. La tumeur a très-sensiblement diminué ; ventre plus souple. La malade sort sans qu'on ait pu pratiquer le toucher.

Elle est revenue plusieurs fois à l'hôpital, souffrant toujours dans le bas-ventre, et pouvant à peine marcher. On lui a prescrit des bains, des injections fortement opiacées, et du vin de quinquina. L'état général s'est un peu amélioré, au point de vue des fonctions digestives, mais il reste toujours une grande faiblesse, de la pâleur, et des palpitations de cœur avec bruit de souffle à la base du cœur et dans les vaisseaux du cou.

Le 24 novembre 1859, la malade rentre dans notre salle.

Elle a éprouvé peu de souffrances dans le ventre après sa sortie ; elle n'a plus eu d'évacuations purulentes ; sa santé générale s'est rétablie, et elle revient pour un rhumatisme subaigu. Voici l'état des organes génitaux :

Le col est rapproché de la vulve, un peu volumineux et conique, avec allongement de la lèvre postérieure ; il est entraîné à gauche et adhérent. Derrière le col, existe un sillon transversal, et plus en arrière, une tumeur arrondie, convexe, qui se prolonge à droite, remplit encore le bassin de ce côté, et immobilise l'utérus. En combinant la palpation abdominale avec le toucher vaginal, on trouve une tumeur grosse comme une pomme, et qui ne communique qu'imparfaitement à l'utérus les mouvements qu'on lui imprime ; elle est dure, résistante, non fluctuante, et douloureuse. Par le rectum, on constate la grande étendue des adhérences, derrière lesquelles le doigt a peine à passer.

La malade sort guérie de son rhumatisme, qui d'ailleurs a été très-léger.

Nous voyons d'une manière évidente une pelvipéritonite se développer après une simple cautérisation avec un charbon incandescent. Il se forme très-rapidement une tumeur énorme, qui refoule l'utérus en avant, et, bien que la fluctuation n'ait pas été perçue, il s'écoule cependant une énorme quantité de pus par une ouverture spontanée dans le rectum. Ici encore on ne croira pas à l'existence d'un phlegmon du ligament large, malgré le battement considérable des artères, non-seulement en raison des symptômes que nous venons de rappeler, mais encore à cause de la nature du pus qui s'est écoulé. Cette observation montre en outre quelle réserve il faut apporter pour les cautérisations du col de l'utérus, dans les cas où il a existé, ou existe encore, quelque inflammation péri-utérine.

OBSERVATION XV.

Gastrotomie pratiquée pour une prétendue tumeur de l'ovaire.

Une femme de 23 ans, dont la jeunesse avait été tellement orageuse, qu'en peu d'heures elle avait souffert les approches de treize hommes, mère de quatre enfants et atteinte de syphilis, portait depuis plus de huit mois, dans le côté gauche de l'abdomen, une tumeur du volume de la tête d'un adulte; elle était mobile et se déplaçait un peu selon le côté sur lequel la malade s'inclinait; la percussion y constatait un son mat.

A part des hémorrhoïdes et une dysurie qui nécessita souvent le cathétérisme, cette femme n'éprouvait aucune incommodité résultant de sa tumeur; elle était bien portante sous tous les rapports, mais désirant beaucoup être opérée, parce qu'on lui avait dit que sa tumeur était de même nature qu'une affection des suites de laquelle une de ses sœurs était morte.

Quatre médecins de l'hôpital de Philadelphie ayant déclaré qu'il s'agissait d'une tumeur de l'ovaire et formulé l'avis de l'opérer, M. Smith fit une incision de 22 centimètres à la partie abdominale, et alla à la recherche de la masse morbide; mais il ne trouva d'abord que l'épiploon graisseux et épais de près d'un centimètre et demi. A ce moment, un mouvement de la malade fit sortir une masse d'environ 5 mètres d'intestin (*sic*), adhérents entre eux par des liens annonçant l'existence d'une ancienne péritonite, et l'on reconnut que la tumeur n'était constituée que par cette masse ; car, après qu'on eut rompu les adhérences, toute apparence de tumeur disparut. On fit la suture de la plaie, après avoir refoulé les intestins dans l'abdomen.

Heureusement la malade guérit sans accidents.

Je ne me permettrai pas d'ajouter aucun commentaire à cette observation : les faits sont assez éloquents par eux-mêmes.

www.ingramcontent.com/pod-product-compliance
Ingram Content Group UK Ltd.
Pitfield, Milton Keynes, MK11 3LW, UK
UKHW031913260826
14628UKWH00003B/1170

9 782019 644352